LES MUFFINS SAINS ET FACILES DE TOUS LES TEMPS

200 Recettes inratables, rapides et gourmandes

ROBERT GAUTIER

Table des matières

MENTIONS LEGALES

Copyright © 2023 ROBERT GAUTIER

Introduction

La boulangerie moderne s'est cependant développée beaucoup plus tard. Gâteaux étagés, chocolat les gâteaux, les pâtisseries feuilletées, les muffins et les biscuits au beurre sont un ajout récent au dessert mais ils ont rapidement conquis le cœur de tous les boulangers du monde.

Les équipements modernes ont également contribué à cette évolution, surtout après est devenu également de plus en plus accessible aux cuisiniers à domicile. Mais contrairement à d'autres professions, la boulangerie est à la fois une science et un art. Et tout comme une science, il vient avec des mesures et des recettes qui souvent ne peuvent être légèrement modifié. Tasses, cuillères à soupe, cuillères à café et les onces sont parfaites pour obtenir des gâteaux moelleux, de bons biscuits, des muffins incroyables ou des cupcakes, de délicieux pains rapides ou des pâtes à la levure moelleuses.

Ce livre de 200 Recettes inratables, faciles et gourmandes vise à devenir l'un des livres de cuisine les plus complets pour la préparation des muffins faisant référence aux desserts sur le marché. Il couvre une large gamme de desserts muffins et une large gamme de saveurs, il mélange des textures et des arômes intéressants dans d'excellentes recettes en attente à essayer dans la cuisine de votre maison. L'avantage c'est que vous n'avez pas besoin de compétences particulières pour y parvenir. Autant que vous sachiez comment mélanger, ayez un bol et un fouet autour, un moule à pain ou moule à muffins, vous êtes prêt à partir. Alors continuez à lire et découvrons ensemble le monde incroyable des desserts muffins ! Mets ton tablier et commençons la cuisson, découvrons à quel point c'est amusant, combien cela apporte de joie et comment réconfortant et ça nous fait sentir joyeux !

Muffins cupcakes & Dessert

Cupcakes à la noix de coco
Durée : 1h30
Portions : 12
Ingrédients:
Petits gâteaux :
½ tasse de beurre, ramolli
¾ tasse de sucre blanc
1 cuillère à café d'extrait de vanille
3 oeufs
1 ¾ tasse de farine tout usage
1 ½ cuillères à café de levure chimique
½ cuillère à café de sel
½ tasse de noix de coco râpée
¾ tasse de lait de coco
Glaçage:
½ tasse de beurre, ramolli
½ tasse de fromage à la crème, ramolli
2 tasses de sucre en poudre
1 cuillère à café d'extrait de vanille
Instructions:
1. Pour les cupcakes, mélanger le beurre, le sucre et la vanille dans un bol jusqu'à Ce qu'il soit duveteux et pâle.
2. Ajouter les œufs, un à un, puis incorporer la farine, la levure chimique, le sel et la noix de coco, en l'alternant avec du

lait. Commencez par la farine et terminez par la farine. 3. Verser la pâte dans 12 moules à muffins tapissés de papiers à muffins. 4. Cuire au four préchauffé à 350F pendant 15-20 minutes ou jusqu'à ce que bien levé et brun doré. 5. Laissez les cupcakes refroidir dans le moule.

6. Pour le glaçage, mélanger le beurre, le fromage à la crème et le sucre dans un bol pendant 5 minutes ou jusqu'à ce qu'il soit mousseux et pâle.

7. Incorporer la vanille et bien mélanger puis verser le glaçage dans une pâte feuilletée sac et dressez-le sur les cupcakes.

Information nutritionnelle par portion
Calories : 425
Matières grasses : 24,7 g
Protéines : 4.6g
Glucides : 48,4 g

Muffins aux bananes et au babeurre

Durée : 1 heure
Portions : 12
Ingrédients:
1 ¾ tasse de farine tout usage
½ tasse de sucre blanc
1 cuillère à café de levure chimique
1 cuillère à café de bicarbonate de soude
½ cuillère à café de sel
½ tasse de flocons d'avoine
¼ tasse de beurre, fondu
1 oeuf

1 tasse de babeurre
2 bananes mûres, écrasées

Instructions:

1. Mélanger les ingrédients secs dans un bol et les ingrédients humides dans un bol différent.

2. Versez les ingrédients humides sur les ingrédients secs et mélangez rapidement.

3. Verser la pâte dans un moule à muffins tapissé de papiers à muffins. 4. Cuire les muffins au four préchauffé à 350F pendant 20 minutes ou jusqu'à ce qu'ils soient dorés ou jusqu'à ce qu'ils soient légèrement dorés et bien levés. 5. Servir les muffins frais.

Information nutritionnelle par portion

Calories : 176
Matières grasses : 4,8g
Protéines : 3,7 g
Glucides : 30,2g

Cupcakes au chocolat et à la menthe

Durée : 1h30
Portions : 12

Ingrédients:

Petits gâteaux :
1 ½ tasse de farine tout usage
½ tasse de cacao en poudre
1 tasse de sucre blanc
1 cuillère à café de bicarbonate de soude
½ cuillère à café de levure chimique
½ cuillère à café de sel

1 tasse de babeurre
2 oeufs
¼ tasse d'huile de canola
1 cuillère à café d'extrait de vanille
Glaçage:
2/3 tasse de crème épaisse
1 ½ tasse de pépites de chocolat noir
2 cuillères à soupe de beurre
1 cuillère à café d'extrait de menthe poivrée
Instructions:
1. Pour les cupcakes, mélanger la farine, la poudre de cacao, le sucre, le bicarbonate de soude, poudre à pâte et sel dans un bol.
2. Ajouter le babeurre, les œufs, l'huile de canola et la vanille et mélanger rapidement. 3. Verser la pâte dans un moule à muffins tapissé de papiers à muffins.
4. Cuire les cupcakes dans le four préchauffé à 350F pendant 20-25 minutes ou jusqu'à ce qu'il soit bien levé. 5. Laisser refroidir dans la poêle.
6. Pour le glaçage, porter la crème à ébullition dans une casserole. Retirer du feu et incorporer les pépites de chocolat. Mélanger jusqu'à ce qu'il soit fondu et lisser puis ajouter l'extrait de menthe poivrée et le beurre et bien mélanger.
7. Laissez le glaçage refroidir, puis recouvrez chaque cupcake de glaçage.
8. Servir frais.

Information nutritionnelle par portion
Calories : 298
Matières grasses : 14,5 g
Protéines : 5,0 g
Glucides : 42,0 g

2) Chaffles de serrano au fromage suisse

Ingrédients

(a) Œufs - 2

(b) fromage suisse - 1 ½ tasse

(c) Pepper serrano - 10 tranches

Méthode de préparation

Préchauffer les gaufres

Mélanger les œufs et ¾ tasses de fromage suisse dans un bol

Versez du fromage suisse sur une assiette de gaufre

Verser le mélange sur la plaque

Ajouter du fromage sur le mélange

Remplissez 4 tranches de serrano et cuisinez jusqu'à croustillant

Prend 4 min pour se préparer, 4 min pour cuire et sert 2

3) Frites de courgettes Beau Pays

Ingrédients

(a) Courgettes râpées – 1

(b) Œufs – 1

(c) Bel Paese râpé – ½ tasse

(d) Parmesan – 1 cuillère à soupe

(e) Poivre (comme voulu)

(f) Origan - 1 cuillère à café

Méthode de préparation

Préchauffer le gaufrier

Ajouter tous les ingrédients dans un bol puis bien mélanger

Graisser le gaufrier et verser le mélange dans le moule à gaufres

Cuire jusqu'à ce qu'il soit croustillant

Prend 10 min à préparer et sert 2 – servir chaud

4) Chaffles de Grana américain croustillant

Ingrédients

(a) Fromage cheddar (râpé) – 1/3 tasse

(b) Œufs – 1

(c) Poudre à pâte - ¼ cuillère à café

(d) Graines de chia (moulues) - 1 cuillère à café

(e) Fromage américain Grana (râpé) – 1/3 tasse

Méthode de préparation

Mélanger tous les ingrédients sauf le fromage américain Grana dans un bol

Râpez la moitié du fromage Grana américain sur un gaufrier pour graisser
la plaque

Verser le mélange et garnir du reste de Grana fromage Américain râpé

Cuire jusqu'à ce qu'il soit croustillant. Prend 5 minutes à préparer et sert 2

5) *Pancetta Bite Chaffles*

Ingrédients

(a) Bouchées de pancetta (au choix)

(b) Fromage cheddar – 1 ½ tasse

Méthode de préparation

Préchauffer le gaufrier

Mélanger tous les ingrédients dans un bol

Graisser légèrement le gaufrier

Verser le mélange et cuire jusqu'à ce qu'il soit croustillant

Prend 5 min pour préparer, 5 min pour cuire et sert 2 – servir chaud

Chaffles gombo-cheddar

Ingrédients

(a) Okra – 1 moyen

(b) Œufs – 1

(c) Fromage cheddar – 1 ½ tasse

Méthode de préparation

Faire bouillir le gombo pendant 15 min puis mélanger

Préchauffer le gaufrier

Mélanger les ingrédients énumérés dans un bol

Graisser le gaufrier, verser le mélange et cuire jusqu'à ce qu'il soit croustillant

Prend 10 min à préparer et sert 2 – servir chaud

Chaffles au jambon fumé et au fromage

Ingrédients

(a) Fromage suisse (râpé) – ½ tasse

(b) Serrano (en dés) – 1

(c) Morceaux de jambon fumé – 2

(d) Œufs – 1

Méthode de préparation

Préchauffer le gaufrier et graisser

Faire revenir les morceaux de jambon fumé dans une poêle

Ajouter le fromage râpé, l'œuf et le serrano et mélanger

Cuire jusqu'à ce qu'il soit croustillant

Prend 10 min pour préparer et servir 2

Chaffles croustillantes au bacon canadien

Ingrédients

(a) Cheddar – 1/3 tasse

(b) Œufs – 1

(c) Graines de lin (moulues) - 1 cuillère à café

(d) Poudre à pâte - ¼ cuillère à café

(e) Morceau de bacon canadien – 2 cuillères à soupe

(f) Parmesan – 1/3 tasse

Méthode de préparation

Cuire le bacon canadien à la poêle

Ajouter l'œuf, le fromage cheddar, les graines de lin et la levure puis mélanger

Râpez une partie du parmesan dans un gaufrier et une plaque à graisse

Verser le mélange et garnir du reste de parmesan

Cuire jusqu'à ce qu'il soit croustillant

Prend 5 minutes à préparer et sert 2

Chaffles croquantes au fromage provolone

Ingrédients

(a) Fromage Provolone – ½ tasse

(b) Œufs – 1

(c) Chapelure – ½ tasse

(d) Jus de cornichon - 1 cuillère à soupe

(e) Tranches de cornichon – ?

Méthode de préparation

Préchauffer le gaufrier

Mélanger les ingrédients ensemble et verser une fine couche sur le gaufrier

Ajouter les tranches de cornichon égouttées

Garnir du reste du mélange et cuire jusqu'à ce qu'il soit croustillant

Prend 5 min à préparer, 5 min à cuire et sert 2 – servir Chaud

Pécorino Romano. Paillettes

Ingrédients

(a) Cheddar – 1/3 tasse

(b) Pecorino Romano – 1/3 tasse

(c) Œufs – 1

(d) Poudre à pâte - ¼ cuillère à café

(e) Graines de lin (moulues) – 1 cuillère à café

(f) Olive (tranchée) - 6 à ???

Méthode de préparation

Ajouter le fromage cheddar, les graines de lin, l'œuf et la poudre à pâte dans un bol

Et mélanger. Râper la moitié du fromage Pecorino Romano sur un gaufrier et légèrement

Plaque de graisse. Verser le mélange et garnir d'olives et du reste de Pecorino Romano

Fromage. Cuire jusqu'à ce qu'il soit croustillant. Prend 5 minutes à préparer et sert 2

Frites shiitake

Ingrédients

(a) Caciocavallo – ½ tasse

(b) Œufs - 2

(c) Poudre à pâte - ½ cuillère à café

(d) Asperges (coupées finement) – ¼ tasse

Pour les garnitures

(a) Champignons shiitake – 4 cuillères à soupe

(b) Mayonnaise Kewpie – 2 cuillères à soupe

(c) Poudre d'algues - 2 cuillères à soupe

(d) Beni shoga – 2 cuillères à soupe

(e) Tige d'oignon vert– 1

Pour la sauce

(a) Sauce soja – 4 cuillères à café

(b) Ketchup – 4 cuillères à soupe

(c) sauce Worcestershire/Worcester – 4 cuillères à café

(d) Édulcorant Stevia - 2 cuillères à soupe

Méthode de préparation

Mélanger les ingrédients de la sauce dans un bol séparé

Préchauffer le gaufrier et graisser

Battre les œufs dans un bol séparé

Ajouter les asperges finement coupées, la levure chimique et le fromage Caciocavallo

Puis mélanger. Verser le mélange sur la plaque à gaufres et cuire jusqu'à ce qu'il soit croustillant. Garnir les chaffles de poudre d'algues, de flocons de bonite, d'oignons hachés

Et Béni Shoga. Étendre la sauce kewpie et la sauce okonomiyaki

Prend 10 min à préparer, 4 min à cuire et sert 2 – servir chaud

Muffins aux pêches

Durée : 1 heure
Portions : 12
Ingrédients:
1 tasse de farine tout usage
½ tasse de farine de blé entier

½ cuillère à café de sel
1 cuillère à café de bicarbonate de soude
2 cuillères à soupe de graines de chia
½ tasse d'huile de canola
¾ tasse de sucre blanc
2 oeufs
½ tasse de yaourt nature
2 pêches, dénoyautées et coupées en dés

Instructions:

1. Mélangez les farines, le sel, les graines de chia et le bicarbonate de soude dans un bol. 2. Mélanger l'huile, le sucre et les œufs dans un autre bol et fouetter jusqu'à ce qu'ils doublent le volume.

3. Ajouter le yaourt puis incorporer la farine. Incorporer les pêches.

4. Verser la pâte dans un moule à muffins tapissé de papiers à muffins.

5. Cuire les muffins dans le four préchauffé à 350F pendant 20-25 minutes ou jusqu'à ce qu'il soit bien gonflé et doré.

6. Servir les muffins frais.

Information nutritionnelle par portion

Calories : 219
Matières grasses : 10,9 g
Protéines : 3,8 g
Glucides : 26,9 g

Petits Gâteaux Moka

Durée : 1h30
Portions : 14

Ingrédients:
Petits gâteaux :
2 tasses de farine tout usage
2 cuillères à café de levure
½ cuillère à café de sel
½ tasse d'huile de canola
1 tasse de sucre brun clair
2 oeufs
1 cuillère à café d'extrait de vanille
½ tasse de crème sure
½ tasse d'expresso

Glaçage:
1 tasse de fromage à la crème
½ tasse de beurre, ramolli
2 tasses de sucre en poudre
1 cuillère à café de café instantané
½ tasse de pépites de chocolat noir, fondues

Instructions:
1. Pour les cupcakes, mélanger l'huile et le sucre dans un bol pendant 2 minutes puis ajouter les œufs et bien mélanger.
2. Incorporer la vanille, la crème sure et l'espresso puis ajouter la farine, cuire au four la poudre et le sel.
3. Versez la pâte dans un moule à muffins tapissé de papiers à muffins. 4. Cuire les cupcakes dans le four préchauffé à 350F pendant 20-25 minutes. 5. Laisser refroidir dans la poêle.
6. Pour le glaçage, mélanger le fromage à la crème et le beurre dans un bol jusqu'à pâleur. Ajouter le sucre et continuer à fouetter jusqu'à consistance mousseuse.
7. Incorporer le café et le chocolat fondu.
8. Versez le glaçage dans une poche à douille et déposez-le sur chaque cupcake. 9. Servez les cupcakes frais.

Information nutritionnelle par portion
Calories : 404
Matières grasses : 23,8g

Protéines : 4,5 g
Glucides : 44,9 g

Muffins aux fraises

Durée : 1 heure
Portions : 12
Ingrédients:
1 tasse de farine tout usage
¾ tasse de farine de blé entier
1 cuillère à café de bicarbonate de soude
½ cuillère à café de sel
½ tasse d'huile de canola
¾ tasse de sucre blanc
2 oeufs
½ tasse de lait
1 ½ tasse de fraises, tranchées
Instructions:
1. Mélangez les farines, le bicarbonate de soude et le sel dans un bol. 2. Ajouter l'huile de canola, le sucre, les œufs et mélanger et mélanger rapidement.
3. Incorporez les fraises puis versez la pâte dans 12 moules à muffins garnis Avec des papiers muffins.
4. Cuire les muffins au four préchauffé à 350F pendant 20-25 minutes ou jusqu'à ce qu'ils soient dorés et bien levés.
5. Laisser refroidir avant de servir.

Information nutritionnelle par portion
Calories : 215
Matières grasses : 10,3 g
Protéines : 3,3 g

Glucides : 28,3 g

Cupcakes à la fraise et à la crème

Durée : 1h30
Portions : 12
Ingrédients:
½ tasse de beurre, ramolli
2/3 tasse de sucre blanc
3 oeufs
1 cuillère à café d'extrait de vanille
1 ½ tasse de farine tout usage
½ cuillère à café de sel
1 ½ cuillères à café de levure chimique
1 tasse de fraises fraîches, tranchées
1 ½ tasse de crème épaisse, fouettée
Instructions:
1. Mélanger le beurre et le sucre dans un bol jusqu'à consistance mousseuse et pâle.
2. Ajouter les œufs, un par un, puis incorporer la vanille.
3. Incorporer la farine, le sel et la levure puis ajouter les fraises.
4. Verser la pâte dans 12 moules à muffins tapissés de papiers à muffins et cuire au four préchauffé à 350F pendant 20-25 minutes ou jusqu'à ce qu'il soit doré brun et bien levé.
5. Laisser refroidir puis garnir chaque cupcake de chantilly.
6. Servir les cupcakes frais.

Information nutritionnelle par portion
Calories : 239
Matières grasses : 14,5 g
Protéines : 3,5 g

Glucides : 24,8g

Cupcakes Double Chocolat

Durée : 1h30
Portions : 12
Ingrédients:
Petits gâteaux :
2 oeufs
1 tasse de café infusé
¾ tasse de sucre blanc
1 cuillère à café de jus de citron
1 cuillère à café d'extrait de vanille
½ tasse d'huile de canola
½ tasse de cacao en poudre
1 ½ tasse de farine tout usage
½ cuillère à café de sel
1 cuillère à café de bicarbonate de soude
Glaçage:
1 tasse de crème épaisse
2 tasses de pépites de chocolat noir
1 cuillère à café d'extrait de vanille
Instructions:
1. Pour les cupcakes, mélangez tous les ingrédients dans un bol et donnez-lui un rapide mélanger.
2. Verser la pâte dans 12 moules à muffins tapissés de papiers à muffins.
3. Cuire les cupcakes dans le four préchauffé à 350F pendant 20-25 minutes ou jusqu'à ce qu'il soit bien levé et pris. 4. Laisser refroidir dans la poêle. 5. Pour le glaçage, porter la crème à ébullition dans une casserole.

6. Ajouter les pépites de chocolat et bien mélanger jusqu'à ce qu'elles soient fondues. Incorporer la vanille et bien mélanger.
7. Laissez refroidir le glaçage.
8. Garnir chaque cupcake avec le glaçage réfrigéré.

Information nutritionnelle par portion
Calories : 333
Matières grasses : 19,5 g
Protéines : 4,7 g
Glucides : 40,1g

Muffins aux bananes et au beurre d'arachide

Durée : 1 heure
Portions : 12
Ingrédients:
¼ tasse de beurre d'arachide lisse
2 bananes mûres, écrasées
2 oeufs
½ tasse de babeurre
¼ tasse d'huile de canola
1 cuillère à café d'extrait de vanille
½ tasse de sucre brun clair
1 ½ tasse de farine tout usage
½ cuillère à café de sel
1 cuillère à café de bicarbonate de soude
Instructions:
1. Mélangez le beurre d'arachide, les bananes, l'huile, les œufs et le babeurre dans un bol. 2. Ajouter la vanille et bien mélanger puis incorporer le reste des ingrédients.

3. Verser la pâte dans 12 moules à muffins tapissés de papiers à muffins. 4. Cuire les muffins au four préchauffé à 350F pendant 20-25 minutes ou jusqu'à ce qu'il soit bien levé et parfumé. 5. Servir les muffins frais.

Information nutritionnelle par portion
Calories : 185
Matières grasses : 8,3 g
Protéines : 4.4g
Glucides : 24,0 g

Cupcakes Red Velvet

Durée : 1h30
Portions : 12
Ingrédients:
Petits gâteaux :
1 ½ tasse de farine tout usage
1 cuillère à soupe de cacao en poudre
½ cuillère à café de bicarbonate de soude
1 cuillère à café de levure chimique
½ cuillère à café de sel
¾ tasse d'huile de canola
1 oeuf
¾ tasse de sucre blanc
½ tasse de babeurre
1 cuillère à café de colorant alimentaire rouge
½ cuillère à café de vinaigre de vin blanc
1 cuillère à café d'extrait de vanille
Glaçage:

1 tasse de fromage à la crème, ramolli
½ tasse de beurre, ramolli
3 tasses de sucre en poudre
1 cuillère à café d'extrait de vanille

Instructions:

1. Pour les cupcakes, tamiser la farine, le bicarbonate de soude, la levure et le poudre de cacao dans un bol.

2. Dans un autre bol, mélanger l'huile, l'œuf et le sucre jusqu'à consistance crémeuse et pâle. 3. Incorporer le babeurre, le colorant alimentaire rouge, le vinaigre et l'extrait de vanille. 4. Verser la pâte dans un moule à muffins tapissé de papiers à muffins. 5. Cuire les cupcakes dans le four préchauffé à 350F pendant 20-25 minutes
Ou jusqu'à ce qu'il soit bien levé. 6. Laissez les cupcakes refroidir dans le moule.

7. Pour le glaçage, mélanger le fromage à la crème et le beurre dans un bol. Ajouter la vanille et bien mélanger puis incorporer le sucre et continuer à mélanger pendant 5 minutes jusqu'à ce qu'il soit mousseux et aéré.

8. Versez le glaçage dans une poche à douille et déposez-le sur les cupcakes. 9. Servez les cupcakes frais.

Information nutritionnelle par portion
Calories : 489
Matières grasses : 28,7 g
Protéines : 4,0 g
Glucides : 55,9 g

Cupcakes à la vanille avec glaçage à l'érable

Durée : 1h30

Portions : 10

Ingrédients:

Petits gâteaux :

½ tasse de beurre, ramolli

¾ tasse de sucre blanc

1 cuillère à café d'extrait de vanille

3 oeufs

1 ½ tasse de farine tout usage

½ cuillère à café de sel

1 cuillère à café de levure chimique

½ tasse de lait entier

Glaçage:

1 tasse de beurre, ramolli

2 tasses de sucre en poudre

1 cuillère à café d'extrait de vanille

Instructions:

1. Pour les cupcakes, mélanger le beurre et le sucre jusqu'à consistance mousseuse et pâle. 2. Ajouter la vanille puis incorporer les œufs et bien mélanger.

3. Incorporer la farine, le sel et la levure en alternant avec le lait.

4. Verser la pâte dans un moule à muffins tapissé de papiers à muffins.

5. Cuire au four préchauffé à 350F pendant 20-25 minutes ou jusqu'à ce qu'ils réussissent le test du cure-dent.

6. Pour le glaçage, mélanger le beurre dans un bol jusqu'à consistance mousseuse. Ajouter le sucre et continuer à mélanger jusqu'à ce qu'il soit aéré et pâle.

7. Ajouter la vanille puis verser le glaçage dans une poche à douille et le dresser Sur les cupcakes réfrigérés.

Information nutritionnelle par portion

Calories : 491

Matières grasses : 29,5 g

Protéines : 4.3g

Glucides : 54,2 g

Cupcakes aux patates douces

Durée : 1h30
Portions : 16
Ingrédients:
Petits gâteaux :
2 tasses de farine tout usage
2 cuillères à café de levure
½ cuillère à café de sel
1 cuillère à café de cannelle en poudre
½ cuillère à café de gingembre moulu
1 tasse de beurre, ramolli
1 tasse de sucre blanc
3 oeufs
1 ½ tasse de purée de patate douce
1 cuillère à café d'extrait de vanille
½ tasse de mini guimauves
Glaçage:
1 tasse de fromage à la crème
½ tasse de beurre, ramolli
2 tasses de sucre en poudre
Instructions:
1. Pour les cupcakes, tamiser la farine, la levure chimique, le sel, la cannelle et Gingembre dans un bol.
2. Dans un autre bol, mélanger le beurre et le sucre jusqu'à consistance mousseuse et pâle. 3. Ajouter les œufs et bien mélanger puis incorporer la purée de citrouille et Vanille. 4. Incorporer la farine puis verser la pâte dans 12 moules à muffins garnis de Papiers à muffins.

5. Cuire les cupcakes dans le four préchauffé à 350F pendant 20-25 minutes ou jusqu'à ce qu'il soit bien levé et parfumé.
6. Pour le glaçage, mélanger tous les ingrédients dans un bol jusqu'à ce qu'ils soient pâles et duveteux.
7. Versez le glaçage dans une poche à douille et déposez-le sur les cupcakes.

Information nutritionnelle par portion
Calories : 408
Matières grasses : 23,4 g
Protéines : 4,5 g
Glucides : 47,1g

Cupcakes Graham au chocolat

Durée : 1h30
Portions : 12
Ingrédients:
Petits gâteaux :
1 tasse de farine de blé entier
½ tasse de farine tout usage
½ tasse de biscuits Graham écrasés
½ cuillère à café de sel
1 cuillère à café de bicarbonate de soude
1/2 cuillère à café de cannelle en poudre
1 tasse de beurre, ramolli
1 tasse de sucre brun clair
1 cuillère à café d'extrait de vanille
4 œufs
¼ tasse de lait entier
Glaçage:

1 tasse de crème épaisse
2 tasses de pépites de chocolat noir
½ tasse de biscuits Graham écrasés
Instructions:
1. Pour les cupcakes, mélanger le beurre et le sucre dans un bol jusqu'à ce qu'ils soient pâles et crémeux.
2. Ajouter la vanille et les œufs, un par un et bien mélanger.
3. Incorporer les farines, les biscuits Graham, le sel, le bicarbonate de soude et la cannelle poudre en l'alternant avec le lait. 4. Verser la pâte dans un moule à muffins tapissé de papiers à muffins.
5. Cuire au four préchauffé à 350F pendant 20-25 minutes ou jusqu'à ce que les cupcakes passent le test du cure-dent.
6. Laisser refroidir dans la poêle.
7. Pour le glaçage, porter la crème à ébullition dans une casserole. Supprimer du feu et ajouter le chocolat. Mélanger jusqu'à ce qu'il soit fondu et lisse puis laisser refroidir.
8. Garnir chaque cupcake de glaçage et saupoudrer de graham écrasé craquelins.

Information nutritionnelle par portion
Calories : 421
Matières grasses : 26,9 g
Protéines : 5,8 g
Glucides : 43,2g

Cupcakes Matcha Fraises

Durée : 1h30
Portions : 14
Ingrédients:

Petits gâteaux :
1 ½ tasse de farine tout usage
¼ tasse de fécule de maïs
½ cuillère à café de sel
1 cuillère à café de levure chimique
1 cuillère à soupe de matcha
½ tasse de beurre, ramolli
1 tasse de sucre blanc
3 oeufs
1 cuillère à café d'extrait de vanille
2/3 tasse de lait entier

Glaçage:
1 tasse de beurre, ramolli
2 tasses de sucre en poudre
1 tasse de fraises fraîches, tranchées

Instructions:
1. Pour les cupcakes, mélanger le beurre et le sucre dans un bol jusqu'à consistance mousseuse et pâle.
2. Ajouter les œufs et la vanille et bien mélanger.
3. Incorporer les ingrédients secs en les alternant avec le lait.
4. Verser la pâte dans un moule à muffins tapissé de papiers à muffins. 5. Cuire les cupcakes dans le four préchauffé à 350F pendant 20-25 minutes ou jusqu'à ce qu'il soit bien levé.
6. Laissez les cupcakes refroidir.
7. Pour le glaçage, mélanger le beurre et le sucre dans un bol jusqu'à ce qu'il soit aéré et duveteux.
8. Versez le glaçage dans une poche à douille et déposez-le sur les cupcakes. Disposer une fraise sur chaque Cupcake et servir frais.

Information nutritionnelle par portion
Calories : 377
Matières grasses : 21,2g
Protéines : 3,2 g
Glucides : 45,3 g

Muffins aux mûres

Durée : 1 heure
Portions : 10

Ingrédients:

1 ½ tasse de farine tout usage
½ tasse de flocons d'avoine
1 cuillère à café de bicarbonate de soude
½ cuillère à café de sel
2/3 tasse de sucre blanc
2 oeufs
1 tasse de babeurre
1 cuillère à café d'extrait de vanille
1 tasse de mûres fraîches

Instructions:

1. Mélanger la farine, les flocons d'avoine, le bicarbonate de soude, le sel et le sucre dans un bol. 2. Ajouter les œufs, le babeurre et la vanille et mélanger rapidement.
3. Incorporer les mûres puis verser la pâte dans un moule à muffins chemisé avec des papiers muffins.
4. Cuire les muffins au four préchauffé à 350F pendant 20-25 minutes ou jusqu'à ce qu'il soit bien levé et doré.
5. Servir les muffins frais.

Information nutritionnelle par portion

Calories : 164
Matières grasses : 1,6 g
Protéines : 4.6g
Glucides : 33,1g

Cupcakes givrés aux bleuets

Durée : 1h30
Portions : 12
Ingrédients:
Petits gâteaux :
½ tasse de beurre, ramolli
2/3 tasse de sucre blanc
2 cuillères à soupe de sucre brun foncé
3 oeufs
1 cuillère à café d'extrait de vanille
1 ¾ tasse de farine tout usage
1 cuillère à café de levure chimique
½ cuillère à café de sel
1 tasse de babeurre
1 tasse de bleuets frais
Glaçage:
1 tasse de beurre, ramolli
2 ½ tasses de sucre en poudre
¼ tasse de purée de myrtilles
Instructions:
1. Pour les cupcakes, mélanger le beurre et les sucres dans un bol jusqu'à consistance mousseuse et pâle.
2. Ajouter les œufs et la vanille et bien mélanger puis incorporer la farine, cuire au four poudre et sel. 3. Incorporer le babeurre puis incorporer les myrtilles.
4. Verser la pâte dans 12 moules à muffins tapissés de papiers à muffins. 5. Cuire les cupcakes dans le four préchauffé à 350F pendant 20-25 minutes ou jusqu'à ce qu'il soit bien levé et doré.

6. Laissez les cupcakes refroidir dans le moule.
7. Pour le glaçage, mélanger le beurre et le sucre dans un bol jusqu'à consistance mousseuse et pâle, au moins 5 minutes.
8. Ajouter la purée de myrtilles et bien mélanger.
9. Versez le glaçage dans une poche à douille et déposez-le sur les cupcakes.

Information nutritionnelle par portion
Calories : 463
Matières grasses : 24,5 g
Protéines : 4.3g
Glucides : 58,8 g

Cupcakes au sésame noir avec glaçage au fromage à la crème

Durée : 1h30
Portions : 14
Ingrédients:
Petits gâteaux :
2/3 tasse de beurre ramolli
1 tasse de sucre blanc
2 oeufs
¾ tasse de lait
1 cuillère à café d'extrait de vanille
1 ½ tasse de farine tout usage
¼ tasse de poudre de sésame noir
½ cuillère à café de sel
1 cuillère à café de levure chimique
Glaçage:

2/3 tasse de beurre ramolli
1 tasse de fromage à la crème
3 tasses de sucre en poudre

Instructions:

1. Pour les cupcakes, mélanger le beurre et le sucre dans un bol jusqu'à consistance mousseuse et aéré. Ajouter les œufs, un à un, puis incorporer le lait et la vanille.

2. Incorporer les ingrédients secs et mélanger avec une spatule.

3. Verser la pâte dans 12 moules à muffins tapissés de papiers à muffins. 4. Cuire les cupcakes dans le four préchauffé à 350F pendant 20-25 minutes ou jusqu'à ce que les cupcakes passent le test du cure-dent. 5. Laisser refroidir dans la poêle.

6. Pour le glaçage, mélanger le beurre et le fromage à la crème dans un bol jusqu'à ce qu'il soit crémeux. 7. Ajouter le sucre et continuer à bien mélanger jusqu'à consistance mousseuse et pâle. 8. Versez le glaçage dans une poche à douille et déposez-le sur chaque cupcake.

Information nutritionnelle par portion
Calories : 445
Matières grasses : 25,0 g
Protéines : 4,0 g
Glucides : 53,3 g

Cupcakes au chocolat et au beurre de cacahuètes

Durée : 1h30
Portions : 12
Ingrédients:
Petits gâteaux :

½ tasse de beurre, ramolli
¼ tasse de beurre d'arachide lisse
2 oeufs
½ tasse de crème sure
1 cuillère à café d'extrait de vanille
1 tasse de farine tout usage
1 tasse de farine d'amande
¼ cuillère à café de sel
1 cuillère à café de levure chimique

Glaçage:
1 tasse de crème épaisse
2 tasses de pépites de chocolat noir
1 cuillère à café d'extrait de vanille

Instructions:
1. Pour les cupcakes, mélanger le beurre et le beurre de cacahuète dans un bol jusqu'à ce que crémeux.
2. Ajouter les œufs et la crème sure et bien mélanger. Incorporer également la vanille. 3. Ajouter les farines, le sel et la levure et mélanger avec une spatule.
4. Verser la pâte dans 12 moules à muffins tapissés de papiers à muffins.
5. Cuire les cupcakes dans le four préchauffé à 350F pendant 20-25 minutes ou jusqu'à ce qu'il soit bien levé et doré.
6. Laissez-les refroidir dans la poêle.
7. Pour le glaçage, porter la crème à ébullition dans une casserole.
8. Retirer du feu et ajouter les pépites de chocolat. Mélanger jusqu'à ce qu'il soit fondu et lisser puis laisser refroidir.
9. Garnir chaque cupcake d'une cuillerée de glaçage.

Information nutritionnelle par portion
Calories : 312
Matières grasses : 23,4 g
Protéines : 5,8 g
Glucides : 23,9 g

Le Keto Naan

Ingrédients

½ tasse de farine de noix de coco

1 cuillère à soupe de poudre de psyllium

Le sel

1 tasse d'eau chaude

C'est un pain incroyable, rapide et facile à faire. Commencez par vous réchauffer une tasse d'eau jusqu'à ce qu'elle soit presque bouillante. Pendant qu'il chauffe, mélanger la noix de coco farine et poudre de cosse de psyllium dans un bol avec une ou deux pincées de sel; à votre goût préféré. Vous pouvez également choisir d'ajouter du poivre, de la poudre d'ail, poudre d'oignon ou tout mélange d'herbes et d'épices que vous aimez.

Vous pourrez maintenant ajouter lentement l'eau chaude, en remuant au fur et à mesure.

Le mélange deviendra progressivement comme une pâte. Une fois terminé, il est préférable de laisser le mélange pendant cinq minutes ; idéalement au frigo. Cela va le raffermir légèrement et faciliter la gestion lors de la création de vos naans.

Lorsque vous êtes prêt, formez sept boules à partir de votre mélange de pâte et roulez chacune d'elles les sortir. Une fois qu'ils sont bien plats, vous pouvez les déposer sur une plaque allant au four. Tu trouves plus facile de les rouler entre deux morceaux de papier sulfurisé ; cela dépend de la façon dont ils sont collants au toucher. Vous pouvez ensuite faire glisser le plateau dans le four à 350 Fahrenheit. Cuire une dizaine de minutes avant en les retournant et en cuisant encore une dizaine de minutes. Ils peuvent être mangé immédiatement ou se conservera un moment si nécessaire.

La nutrition

En supposant que vous ayez préparé sept naans à partir de cette recette, chacun Contient environ 35 calories, 1,2 g de matières grasses, 1,3 g de glucides nets et 1,3 g de protéines. Remplissant et sain !

Pain plat à la farine de noix de coco

Ingrédients

1 cuillère à soupe de farine de noix de coco

1 œuf large

1 cuillère à soupe de parmesan

Bicarbonate de soude

Levure chimique

Le sel

Herbes mélangées

Du lait

Mélangez simplement tous les ingrédients, sauf le parmesan, dans un bol.

Vous devez utiliser une grosse pincée de sel, du bicarbonate de soude et la levure chimique.

Les herbes mélangées sont un ajout facultatif. Vous pouvez sélectionner votre propre

Saveur ! Vous aurez besoin de bien mélanger ; vous préférerez peut-être utiliser un appareil électrique fouet ou mixeur.

Une fois qu'il est lisse et pâte comme vous pourrez faire chauffer un peu d'huile dans une poêle puis ajouter deux cercles de pâte ; à peu près la même taille. Faites-les cuire pendant plusieurs minutes avant de les retourner. Idéalement, le haut devrait être bouillonnant indiquant que le fond a bruni. Une fois que vous êtes retourné

Vous pouvez ajouter votre parmesan sur le dessus du pain plat. Sinon vous pouvez utiliser un autre type de fromage. Placer le deuxième pain plat dessus et poursuivre la cuisson jusqu'à ce que l'intérieur soit fondu. Vous devrez ensuite répéter le processus.

Ce mélange devrait vous donner deux sandwichs.

La nutrition

Sur la base de la préparation de deux sandwichs, les informations nutritionnelles par Sandwich serait ; 103 calories, 4 g de protéines, ¼ g de matières grasses et 2 g de glucides nets.

La Baguette

Ingrédients

1 ½ tasse de farine d'amande

5 cuillères à soupe de poudre de psyllium

3 blancs d'œufs

2 ½ cuillères à soupe de vinaigre de cidre

1 tasse d'eau bouillante

Levure chimique

Le sel

Vous devrez commencer par mélanger la farine d'amande avec la cosse de psyllium poudre et deux cuillères à café de levure chimique. Vous pouvez également ajouter une pincée de sel, si nécessaire. Vous avez réussi à bien les mélanger, vous pouvez ajouter les blancs d'œufs et le vinaigre de cidre. Continuez à mélanger et vous verrez

une pâte épaisse se forme. Ceci peut être transformé en une pâte normale par ajouter l'eau bouillante. Il est important de le faire lentement car vous pourriez trouver qu'un peu moins d'une tasse suffit pour créer la bonne pâte.

Vous pouvez ensuite créer quatre ou cinq baguettes d'un pouce de long. Ils vont grandir lorsqu'il est cuit. Ceux-ci doivent aller sur une plaque à pâtisserie graissée ou tapissée, puis dans le four pendant cinquante-cinq minutes à 350 Fahrenheit. Vous pouvez les manger comme dès qu'ils sont cuits ; Fais attention ; ils vont être chauds !

La nutrition

Ce mélange est conçu pour faire cinq petites baguettes. Chacun aura environ 209 calories, 14,2 g de matières grasses, 0,2 g de protéines et 5,2 g de glucides nets.

Pain à la farine d'amande nature et simple

Ingrédients

2 ½ tasses de farine d'amande

½ tasse de fibre d'avoine (pas de farine d'avoine)

¼ tasse de protéines en poudre

1 cuillère à soupe d'érythritol

6 onces de yaourt grec

6 cuillères à soupe de beurre

4 gros œufs

6 cuillères à soupe de lait d'amande

Levure chimique

Bicarbonate de soude

Gomme xanthane

Le sel

Commencez par fouetter, au fouet à main ou électrique, la farine d'amande, érythritol, fibre d'avoine, poudre de protéines et deux cuillères à café de levure chimique.

Vous devrez également ajouter une demi-cuillère à café de bicarbonate de soude, une cuillère à café de gomme xanthane et une pincée de sel.

Une fois combiné, mettez-le de côté et sélectionnez un bol différent pour battre le yaourt

Dans le beurre. Vous devez obtenir une pâte lisse. Ajouter ensuite les œufs en faisant

Assurez-vous qu'ils sont bien battus. Vous pouvez maintenant mélanger les deux bols et continuer en battant en ajoutant le lait d'amande.

Une fois bien mélangé, versez le mélange dans un moule à cake et placez-le dans le Four. Cela devrait prendre quarante-cinq minutes à 325 degrés Fahrenheit. Tu devras

Laissez-le refroidir dans son moule pendant quinze minutes avant de le retirer et de le placer sur une grille. Vous pourrez ensuite découper et manger à votre guise !

La nutrition

Le pain doit être coupé en quinze tranches. Chaque tranche aurait environ 105 calories, 12 g de matières grasses, ¼ g de protéines et 2,9 g de glucides nets.

Pain Chia

Ingrédients

½ tasse de farine de noix de coco

1 ¼ tasse de farine d'amande

¼ tasse de graines de chia

5 œufs

1 cuillère à soupe de vinaigre de cidre de pomme

Le sel

Bicarbonate de soude

4 cuillères à soupe d'huile de noix de coco

Commencez par mélanger la farine de noix de coco avec la farine d'amande, les graines de chia, la cuisson soda et un peu de sel. Mélanger séparément les œufs, le vinaigre et l'huile de noix de coco.

Une fois les ingrédients bien mélangés, vous pouvez mélanger les deux bols ensemble ; créer une pâte comme un mélange. Versez-le simplement dans un moule à pain et mettre au four pendant quarante-cinq minutes. La température devra être réglée à 350 Fahrenheit. Il est conseillé de le laisser refroidir avant de le trancher sinon il ne sera pas tranche bien !

La nutrition

En supposant que ce pain est coupé en quinze tranches, chacune aurait le Suivant ; 133 calories, 11 g de matières grasses, 5 g de protéines et 3 g de glucides nets.

Le muffin du petit-déjeuner

Ingrédients

120 g de bacon haché

1 ½ tasse de farine d'amande

Levure chimique

Bicarbonate de soude

½ tasse de lait

5 cuillères à café de crème sure

1 œuf large

2 cuillères à soupe de beurre

Le sel

Faites d'abord frire votre bacon ; c'est mieux si vous l'avez coupé en très petit Pièces. Il devrait devenir brun clair en quelques minutes. Vous pouvez ensuite mettre le bacon sur une serviette en papier ; cela absorbera tout excès de graisse.

Mélangez maintenant la farine d'amande, une cuillère à café de levure chimique et une grosse pincée de bicarbonate de soude. Dans un bol séparé, vous pouvez mélanger le lait, une pincée de sel, la crème sure, l'œuf et le beurre ramolli ou même fondu.

Une fois les deux bols bien mélangés, vous pouvez les fusionner pour n'en faire qu'un.

Vous pouvez maintenant ajouter le bacon cuit et une tasse de parmesan râpé dans votre mélange. Mettez ensuite un peu du mélange dans quatre moules ; Suivant, casser délicatement un œuf dans chaque moule à muffins avant de recouvrir les œufs avec le reste du mélange. Placez ensuite la plaque au four et faites cuire pendant vingt minutes à 350 Fahrenheit.

La nutrition

Le mélange devrait faire quatre muffins ; chacun d'eux a 132 calories, .5g

Lipides, 3,2 g de glucides et µg de protéines

Biscuits merveilleux

Donne : 20

Calories : 25

Glucides : 1 g

Graisses : 1 g

Ce dont tu auras besoin :

1/3 tasse de beurre

1 oz de fromage à la crème

1/3 tasse d'édulcorant Swerve

1 œuf

Cuillère à café d'extrait de vanille

1 cuillère à café d'extrait d'amande

1 tasse de farine de noix de coco (ou moitié noix de coco moitié farine d'amande)

1 cuillère à café de levure chimique

Pincée de sel

colorant alimentaire naturel

Les directions :

Préchauffer le four à 350 degrés F.

Vaporiser 2 plaques à biscuits avec un aérosol de cuisson sans bâton ou tapisser de papier sulfurisé et mettre de côté.

Dans un grand bol, combiner les ingrédients secs en mélangeant bien un à la fois.

Une fois qu'ils sont bien mélangés, ajouter les ingrédients humides, ainsi que bien mélanger après avoir ajouté chaque ingrédient.

Continuer à mélanger au fur et à mesure qu'une pâte se forme. Une fois que c'est la bonne consistance, prenez une cuillère et placer des biscuits arrondis sur chaque plaque à biscuits à environ 2 pouces d'intervalle par rangée.

Ne faire que 2 rangs.

Enfourner et faire cuire pendant 1 à 10 minutes.

Retirer du four et placer sur une grille pour refroidir.

Muffins au citron et aux myrtilles

Durée : 1 heure
Portions : 12
Ingrédients:
2 tasses de farine tout usage

2 cuillères à café de levure
½ cuillère à café de sel
2 cuillères à soupe de graines de chia
½ tasse de sucre blanc
2 oeufs
1 tasse de babeurre
1 cuillère à café d'extrait de vanille
1 cuillère à soupe de zeste de citron
1 tasse de bleuets frais

Instructions:

1. Mélangez la farine, la levure chimique, le sel, les graines de chia et le sucre dans un bol. 2. Ajouter le reste des ingrédients et mélanger avec une spatule.
3. Verser la pâte dans 12 moules à muffins tapissés de papiers à muffins.
4. Cuire les muffins au four préchauffé à 350F pendant 20-25 minutes ou jusqu'à ce qu'il soit bien gonflé et doré.
5. Servir les muffins frais.

Information nutritionnelle par portion

Calories : 146
Matières grasses : 1.9g
Protéines : 4.4g
Glucides : 27,7g

Muffins au son et aux raisins

Durée : 1 heure
Portions : 10
Ingrédients:

1 tasse de farine tout usage
1 tasse de son de blé
2 cuillères à café de levure
½ cuillère à café de sel
½ cuillère à café de cannelle en poudre
Cuillère à café de gingembre moulu
½ tasse de sucre blanc
½ tasse d'huile de canola
2 oeufs
½ tasse de lait entier
½ tasse de raisins secs dorés

Instructions:

1. Mélanger la farine, le son de blé, la levure chimique, le sel, la cannelle, le gingembre et raisins secs dans un bol.
2. Ajouter le sucre, l'huile de canola et les œufs, ainsi que le lait et mélanger avec une spatule. 3. Verser la pâte dans un moule à muffins tapissé de papiers à muffins.
4. Cuire les muffins au four préchauffé à 350F pendant 20 minutes ou jusqu'à ce qu'il soit bien gonflé et doré.
5. Servir les muffins refroidis.

Information nutritionnelle par portion
Calories : 235
Matières grasses : 12,6 g
Protéines : 3,9 g
Glucides : 30,1g

Muffins sains aux bleuets

Durée : 1 heure

Portions : 12

Ingrédients:

1 tasse de farine de blé entier

1 tasse de farine tout usage

¼ tasse de son de blé

2 cuillères à café de levure

½ cuillère à café de sel

½ tasse de beurre, fondu

2 oeufs

½ tasse de lait

2 cuillères à soupe de marmelade d'orange

1 tasse de bleuets frais

Instructions:

1. Mélanger les farines, le son, la levure chimique et le sel dans un bol.

2. Ajouter le beurre, les œufs, le lait et la marmelade puis incorporer les myrtilles.

3. Versez la pâte dans un moule à muffins tapissé de papiers à muffins et enfournez

Le four préchauffé à 350F pendant 20 minutes ou jusqu'à ce qu'il soit bien levé et Brun doré. 4. Servir les muffins frais.

Information nutritionnelle par portion

Calories : 213

Matières grasses : 10,7 g

Protéines : 4,5 g

Glucides : 25,9g

Muffins aux framboises

Durée : 1 heure

Portions : 10

Ingrédients:

2 tasses de farine tout usage

½ tasse de sucre blanc

½ cuillère à café de sel

1 ½ cuillères à café de levure chimique

3 oeufs

½ tasse de lait

1 cuillère à café d'extrait de vanille

1 tasse de framboises fraîches

Instructions:

1. Mélangez la farine, le sucre, le sel et la levure chimique dans un bol.

2. Ajouter le reste des ingrédients et mélanger avec une spatule.

3. Verser la pâte dans un moule à muffins tapissé de papiers à muffins.

4. Cuire les muffins au four préchauffé à 350F pendant 20 minutes ou jusqu'à ce que les muffins passent le test du cure-dent. 5. Servir les muffins frais.

Information nutritionnelle par portion

Calories : 162

Matières grasses : 1.9g

Protéines : 4.8g

Glucides : 31,7 g

Cupcakes au chocolat intense

Durée : 1h30

Portions : 12
Ingrédients:
Petits gâteaux :
1 tasse de café infusé
3 onces chocolat noir
1 cuillère à café d'extrait de vanille
1 oeuf
½ tasse de babeurre
¼ tasse d'huile de canola
1 ½ tasse de farine tout usage
1 cuillère à café de bicarbonate de soude
½ cuillère à café de levure chimique
½ cuillère à café de sel
¼ tasse de cacao en poudre
Glaçage:
1 tasse de beurre, ramolli
2 tasses de sucre en poudre
2 cuillères à soupe de cacao en poudre
2 cuillères à soupe de crème épaisse
Instructions:
1. Pour les cupcakes, mélanger les ingrédients humides dans un bol. Ajouter les ingrédients et mélanger rapidement.
2. Versez les cupcakes dans 12 moules à muffins tapissés de papiers à muffins.
3. Cuire les cupcakes dans le four préchauffé à 350F pendant 20 minutes.
4. Pour le glaçage, mélanger le beurre et le sucre dans un bol jusqu'à consistance mousseuse et pâle. 5. Ajouter le reste des ingrédients et bien mélanger.
6. Versez le glaçage dans une poche à douille et déposez-le sur chaque cupcake.

Information nutritionnelle par portion
Calories : 374
Matières grasses : 23,9 g

Protéines : 3,7 g
Glucides : 38,3 g

Muffins aux pépites de chocolat

Durée : 1 heure
Portions : 12
Ingrédients:
1 tasse de farine tout usage
1 tasse de farine de blé entier
1 ½ cuillères à café de levure chimique
½ cuillère à café de sel
½ tasse de sucre blanc
1 oeuf
2/3 tasse de lait
½ tasse d'huile de canola
1 cuillère à café d'extrait de vanille
½ tasse de pépites de chocolat
Instructions:
1. Mélanger les farines, la levure chimique et le sel dans un bol.
2. Ajouter le sucre, l'œuf, le lait, l'huile et la vanille et mélanger
à la spatule.
3. Incorporez les pépites de chocolat puis versez la pâte dans un
moule à muffins chemisé avec des papiers muffins.
4. Cuire les muffins au four préchauffé à 350F pendant 20-25
minutes ou jusqu'à ce qu'ils soient dorés et bien levés.
5. Servir les muffins frais.

Information nutritionnelle par portion
Calories : 238

Matières grasses : 12,0 g
Protéines : 3,6 g
Glucides : 29,4 g

Muffins à la cannelle et aux bleuets

Durée : 1 heure
Portions : 12
Ingrédients:
2 tasses de farine tout usage
½ tasse de sucre brun clair
½ cuillère à café de sel
1 cuillère à café de bicarbonate de soude
½ cuillère à café de cannelle en poudre
½ tasse de lait
2 oeufs
½ tasse de beurre, fondu
1 tasse de bleuets
Instructions:
1. Mélangez la farine, le sucre, le sel, le bicarbonate de soude et la cannelle dans un bol. 2. Ajouter le lait, les œufs et le beurre fondu et incorporer les myrtilles puis verser la pâte dans un moule à muffins tapissé de papiers à muffins.
3. Cuire les muffins au four préchauffé à 350F pendant 20 minutes ou jusqu'à ce qu'il soit bien gonflé et doré.
4. Servir les muffins frais.

Information nutritionnelle par portion
Calories : 189
Matières grasses : 8,8 g

Protéines : 3,6 g
Glucides : 24,1 g

Muffins à la noix de coco

Durée : 1 heure
Portions : 12

Ingrédients:

1 ½ tasse de farine tout usage
½ tasse de farine de quinoa
1 cuillère à café de bicarbonate de soude
½ cuillère à café de sel
½ tasse de noix de coco râpée
½ tasse de sucre brun clair
1 oeuf
2/3 tasse de lait
½ tasse d'huile de canola
1 cuillère à café d'extrait de vanille
½ tasse de confiture de framboise

Instructions:

1. Mélanger les farines, le bicarbonate de soude, le sel, la noix de coco et le sucre.

2. Incorporer l'œuf, le lait, l'huile et la vanille et mélanger rapidement avec une spatule. 3. Verser la pâte dans un moule à muffins tapissé de papiers à muffins.

4. Déposez une cuillerée de confiture de framboises sur chaque muffin et faites cuire dans le four préchauffé à 350F pendant 20 minutes ou jusqu'à ce qu'il soit bien levé et doré brun. 5. Servir les muffins frais.

Information nutritionnelle par portion
Calories : 237
Matières grasses : 11,5 g
Protéines : 4.4g
Glucides : 28,9 g

Cupcakes à la noix de coco rose

Durée : 1h30
Portions : 12
Ingrédients:
Petits gâteaux :
½ tasse de beurre, ramolli
½ tasse de sucre blanc
1 cuillère à café d'extrait de vanille
2 oeufs
1 ½ tasse de farine tout usage
½ cuillère à café de sel
1 cuillère à café de levure chimique
½ tasse de noix de coco râpée
2/3 tasse de lait entier
Glaçage:
1 tasse de beurre, ramolli
2 tasses de sucre en poudre
2 cuillères à soupe de crème épaisse
½ cuillère à café de colorant alimentaire rose
Instructions:
1. Pour les cupcakes, mélanger le beurre, le sucre et la vanille
dans un bol jusqu'à ce qu'il soit duveteux et pâle.

2. Ajouter les œufs et bien mélanger puis incorporer la farine, le sel, la levure chimique et noix de coco, en l'alternant avec du lait. 3. Versez la pâte dans un moule à muffins tapissé de papiers à muffins et enfournez le four préchauffé à 350F pendant 20 minutes ou jusqu'à ce qu'il soit doré et bien ressuscité. 4. Laissez les cupcakes refroidir.

5. Pour le glaçage, mélanger le beurre et le sucre dans un bol jusqu'à consistance mousseuse et pâle.

6. Ajouter la crème et le colorant alimentaire et continuer à mélanger quelques minutes supplémentaires jusqu'à ce qu'il soit aéré. ,7. Garnir chaque cupcake d'une cuillerée de glaçage avant de servir.

Information nutritionnelle par portion
Calories : 410
Matières grasses : 26,4 g
Protéines : 3,4 g
Glucides : 41,7 g

Muffins double chocolat

Durée : 1 heure
Portions : 12
Ingrédients:
1 ½ tasse de farine tout usage
½ tasse de cacao en poudre
½ cuillère à café de sel
1 cuillère à café de levure chimique
2 oeufs
½ tasse d'huile de canola

½ tasse de lait entier
1 cuillère à café d'extrait de vanille
½ tasse de pépites de chocolat noir

Instructions:

1. Mélanger la farine, la poudre de cacao, le sel et la levure dans un bol.
2. Ajoutez le reste des ingrédients et mélangez rapidement avec un fouet.
3. Verser la pâte dans 12 moules à muffins tapissés de papiers à muffins et cuire au four préchauffé à 350F pendant 15-20 minutes. 4. Servir les muffins frais.

Information nutritionnelle par portion

Calories : 186
Matières grasses : 12,1 g
Protéines : 3,8 g
Glucides : 18,0 g

Muffins au pain d'épice

Durée : 1 heure
Portions : 12

Ingrédients:

1 ½ tasse de farine tout usage
½ tasse de son de blé
1 cuillère à café de cannelle en poudre
½ cuillère à café de gingembre moulu
½ cuillère à café d'anis étoilé moulu
½ cuillère à café de sel
2 cuillères à soupe de mélasse noire

½ tasse de sucre blanc
1 oeuf
1 cuillère à café d'extrait de vanille
1 tasse de babeurre
½ tasse de raisins secs

Instructions:

1. Mélanger les ingrédients secs dans un bol.
2. Ajoutez les ingrédients humides et mélangez rapidement.
3. Verser la pâte dans un moule à muffins tapissé de papiers à muffins.
4. Cuire les muffins dans le four préchauffé à 350F pendant 15-20 minutes ou jusqu'à ce qu'il soit parfumé et doré. 5. Servez-les frais.

Information nutritionnelle par portion

Calories : 137
Matières grasses : 0,8 g
Protéines : 3,4 g
Glucides : 30,3g

Cupcakes à la crème de citron

Durée : 1h30
Portions : 12

Ingrédients:

1 ½ tasse de farine tout usage
½ tasse de farine d'amande
2 cuillères à café de levure
½ cuillère à café de sel
¾ tasse de beurre, ramolli

¾ tasse de sucre blanc
3 oeufs
1 cuillère à soupe de zeste de citron
2 cuillères à soupe de jus de citron
1 cuillère à café d'extrait de vanille
1 tasse de crème de citron

Instructions:

1. Mélangez le beurre et le sucre dans un bol jusqu'à ce qu'ils soient pâles et mousseux.
2. Ajouter les œufs, un par un, et bien mélanger puis incorporer le zeste de citron et du jus, ainsi que de la vanille.
3. Incorporer les farines, le sel et la levure puis verser la pâte en 12 moules à muffins recouverts de papiers à muffins.
4. Cuire les cupcakes au four préchauffé à 350F pendant 20 minutes ou jusqu'à ce qu'il soit bien gonflé et doré.
5. Une fois terminé, laisser refroidir et garnir chaque cupcake d'une cuillerée de crème de citron.

Information nutritionnelle par portion
Calories : 311
Matières grasses : 21,4 g
Protéines : 4,7 g
Glucides : 30,7 g

Muffin au citron et graines de pavot

Durée : 1 heure
Portions : 12
Ingrédients:
1 ¾ tasse de farine tout usage

½ cuillère à café de sel
1 ½ cuillères à café de levure chimique
2 cuillères à soupe de graines de pavot
2 oeufs
½ tasse de sucre blanc
½ tasse d'huile de canola
½ tasse de lait
1 cuillère à soupe de zeste de citron
2 cuillères à soupe de jus de citron

Instructions:

1. Mélangez la farine, le sel, la levure chimique et les graines de pavot dans un bol.
2. Dans un autre bol, mélanger les œufs et le sucre jusqu'à consistance mousseuse et pâle. Ajouter l'huile et le lait et bien mélanger puis incorporer le zeste et le jus de citron. 3. Incorporer le mélange de farine puis verser la pâte dans 12 moules à muffins tapissé de papiers muffins.
4. Cuire les muffins au four préchauffé à 350F pendant 20 minutes ou jusqu'à ce qu'ils soient dorés et bien levés.
5. Servir les muffins frais.

Information nutritionnelle par portion

Calories : 203
Matières grasses : 10,9 g
Protéines : 3,4 g
Glucides : 23,6g

Muffins aux agrumes et à la noix de coco

Durée : 1 heure

Portions : 12
Ingrédients:
2 tasses de farine tout usage
2 cuillères à café de levure
½ cuillère à café de sel
2 oeufs
½ tasse de sucre blanc
½ tasse de beurre, fondu
1 cuillère à café de zeste d'orange
1 cuillère à café de zeste de citron
1 cuillère à café de zeste de citron vert
¼ tasse de lait
1 tasse de flocons de noix de coco
Instructions:
1. Mélangez les œufs et le sucre dans un bol jusqu'à ce qu'ils soient pâles et légers. Ajouter le fondu le beurre et le zeste d'agrumes et bien mélanger.
2. Incorporer les ingrédients secs, ainsi que les flocons de noix de coco puis cuillère la pâte dans 12 moules à muffins tapissés de papiers à muffins.
3. Cuire les muffins au four préchauffé à 350F pendant 20 minutes ou jusqu'à ce qu'ils soient dorés et bien levés.
4. Laisser refroidir dans le moule avant de servir.

Information nutritionnelle par portion
Calories : 213
Matières grasses : 10,9 g
Protéines : 3,5 g
Glucides : 26,1g

Muffins Pur Vanille

Durée : 1 heure
Portions : 10

Ingrédients:

1 ½ tasse de farine tout usage
½ cuillère à café de sel
1 cuillère à café de levure chimique
2 oeufs
½ tasse de sucre blanc
½ tasse d'huile de canola
1 cuillère à café d'extrait de vanille
¼ tasse de crème sure

Instructions:

1. Mélangez les œufs et le sucre dans un bol jusqu'à ce qu'ils soient pâles et légers.
2. Ajouter l'huile de canola, la vanille et la crème sure et bien mélanger.
3. Incorporer la farine, le sel et la levure puis verser la pâte dans un moule à muffins tapissé de papiers à muffins.
4. Cuire au four préchauffé à 350F pendant 15-20 minutes ou jusqu'à ce qu'il soit bien levé et doré. 5. Servir les muffins frais.

Information nutritionnelle par portion

Calories : 229
Matières grasses : 13,2 g
Protéines : 3,2 g
Glucides : 24,9 g

Cupcakes Velours Rose

Durée : 1h30
Portions : 12
Ingrédients:
Petits gâteaux :
1 2/3 tasses de farine tout usage
½ cuillère à café de sel
1 ½ cuillère à café de levure chimique
1 oeuf
½ tasse de sucre blanc
1 cuillère à café d'extrait de vanille
½ tasse de crème sure
¼ cuillère à café de colorant alimentaire rouge
Glaçage:
1 tasse de beurre, ramolli
2 tasses de sucre en poudre
1 cuillère à café d'extrait de vanille
Instructions:
1. Pour les cupcakes, mélanger l'œuf et le sucre jusqu'à ce qu'ils blanchissent. Ajouter la vanille et bien mélanger puis incorporer la crème sure et le colorant alimentaire.
2. Incorporer le reste des ingrédients et mélanger rapidement.
3. Verser la pâte dans 12 moules à muffins tapissés de papiers à muffins.
4. Cuire les cupcakes au four préchauffé à 350F pendant 20 minutes ou jusqu'à ce que le cupcake passe le test du cure-dent.
5. Laissez les cupcakes refroidir.
6. Pour le glaçage, mélanger le beurre jusqu'à ce qu'il blanchisse. Ajouter le sucre et lui donner un bon mélange.
7. Incorporer la vanille et bien mélanger puis verser la crème au beurre dans un poche à douille et tuyau sur chaque cupcake.

Information nutritionnelle par portion
Calories : 336
Matières grasses : 17,9g
Protéines : 2,7 g
Glucides : 42,3 g

Muffins chargés

Temps : 1 ¼ heures
Portions : 10
Ingrédients:
1 ½ tasse de farine tout usage
¼ tasse de cacao en poudre
½ cuillère à café de sel
1 ½ cuillères à café de levure chimique
2 cuillères à soupe d'écorces d'orange confites, hachées
¼ tasse d'abricots secs, hachés
¼ tasse de canneberges séchées
2 oeufs
½ tasse de lait
¼ tasse d'huile de canola
Instructions:
1. Mélanger les ingrédients secs dans un bol.
2. Ajoutez le reste des ingrédients et mélangez rapidement.
3. Verser la pâte dans un moule à muffins tapissé de papiers à muffins.
4. Cuire les muffins au four préchauffé à 350F pendant 20 minutes ou jusqu'à ce qu'ils soient dorés et bien levés.
5. Servir les muffins frais.

Information nutritionnelle par portion
Calories : 145
Matières grasses : 7,1 g
Protéines : 3,9 g
Glucides : 17,5g

Cupcakes aux morceaux de chocolat

Durée : 1h30
Portions : 12
Ingrédients:
Petits gâteaux :
2 tasses de farine tout usage
2 cuillères à café de levure
½ cuillère à café de sel
½ tasse de beurre, fondu
½ tasse de sucre blanc
2 oeufs
½ tasse de crème sure
125 grammes. chocolat noir, haché
Glaçage:
1 ½ tasse de crème épaisse, fouettée
2 oz. chocolat noir, haché
Instructions:
1. Pour les cupcakes, mélanger le beurre, le sucre et les œufs dans un bol jusqu'à ce qu'ils blanchissent. 2. Ajouter la crème sure et bien mélanger.
3. Incorporer la farine, la levure chimique et le sel puis incorporer à l'obscurité

Chocolat. 4. Verser la pâte dans un moule à muffins tapissé de papiers à muffins.

5. Cuire les cupcakes au four préchauffé à 350F pendant 20 minutes ou Jusqu'à ce qu'ils soient dorés et bien levés.

6. Laisser refroidir les cupcakes puis garnir chacun d'eux d'une cuillerée de crème fouettée.

7. Saupoudrer chaque crème de chocolat haché et servir.

Information nutritionnelle par portion
Calories : 334
Matières grasses : 20,4 g
Protéines : 4.8g
Glucides : 33,9 g

Muffins Complets

Durée : 1 heure
Portions : 12
Ingrédients:
1 ½ tasse de farine tout usage
½ tasse de farine de blé entier
2 cuillères à café de levure
½ cuillère à café de sel
2 cuillères à soupe de graines de chia
2 cuillères à soupe de graines de chanvre
½ tasse de sucre blanc
1 oeuf
1 tasse de lait
¼ tasse d'huile de canola
Instructions:

1. Mélanger la farine, la farine de blé, la levure chimique, le sel, les graines de chia et le chanvre des graines.
2. Ajouter le sucre, l'œuf, le lait et l'huile de canola et mélanger rapidement.
3. Versez la pâte dans un moule à muffins tapissé de papiers à muffins et enfournez dans le four préchauffé à 350F pendant 20 minutes ou jusqu'à ce qu'il soit doré et bien ressuscité. 4. Servir les muffins frais.

Information nutritionnelle par portion
Calories : 182
Matières grasses : 6,9 g
Protéines : 4.2g
Glucides : 25,9g

Cupcakes Amande Vanille

Durée : 1h30
Portions : 12
Ingrédients:
Petits gâteaux :
½ tasse de beurre, ramolli
½ tasse de sucre blanc
1 cuillère à café d'extrait de vanille
2 oeufs
1 cuillère à café de zeste de citron
1 tasse de farine tout usage
1 tasse d'amandes moulues
½ cuillère à café de sel
1 cuillère à café de levure chimique

¼ tasse de lait
Glaçage:
1 cuillère à soupe de beurre fondu
1 cuillère à café de zeste de citron
1 tasse de sucre en poudre

Instructions:

1. Pour les cupcakes, mélanger le beurre, le sucre et la vanille dans un bol jusqu'à Ce qu'il soit duveteux et pâle.
2. Ajouter les œufs, un par un, puis incorporer le zeste de citron et ajouter la Farine, amandes, sel et levure chimique.
3. Incorporer le lait et mélanger pendant 1 minute à grande vitesse.
4. Versez la pâte dans un moule à muffins tapissé de papiers à muffins et enfournez le four préchauffé à 350F pendant 20 minutes ou jusqu'à ce qu'il soit doré et Bien ressuscité.
5. Laissez les cupcakes refroidir dans le moule.
6. Pour le glaçage, mélanger tous les ingrédients dans un bol. Arroser le glaçage sur chaque cupcake et servir frais.

Information nutritionnelle par portion
Calories : 245
Matières grasses : 13,5 g
Protéines : 3,9 g
Glucides : 28,6 g

Muffins Double Chocolat Aux Noisettes

Durée : 1 heure
Portions : 12
Ingrédients:

1 1/2 tasse de farine tout usage
½ tasse de noisettes moulues
¼ tasse de cacao en poudre
½ cuillère à café de sel
1 cuillère à café de levure chimique
1 tasse de sucre blanc
1 oeuf
¼ tasse d'huile de canola
1 tasse de lait
1 cuillère à café d'extrait de vanille
1 tasse de pépites de chocolat noir

Instructions:

1. Mélanger la farine, la poudre de cacao, les noisettes moulues, le sel, la levure chimique et le sucre dans un bol.
2. Ajouter l'œuf, l'huile de canola, le lait et la vanille et mélanger rapidement.
3. Incorporez les pépites de chocolat puis versez la pâte dans un moule à muffins chemisé avec des papiers muffins.
4. Cuire les muffins au four préchauffé à 350F pendant 20 minutes ou jusqu'à ce qu'ils réussissent le test du cure-dent.
5. Servir les muffins frais.

Information nutritionnelle par portion
Calories : 247
Matières grasses : 10,3 g
Protéines : 4.2g
Glucides : 38,0 g

Muffins au chocolat fondant

Durée : 1 heure
Portions : 12

Ingrédients:

1 ¾ tasse de farine tout usage
2 cuillères à soupe de cacao en poudre
2 cuillères à café de levure
½ cuillère à café de sel
1 oeuf
1 tasse de lait
3 onces chocolat noir
½ tasse d'huile de canola
1 cuillère à café d'extrait de vanille
1 tasse de pépites de chocolat noir

Instructions:

1. Mélangez le chocolat noir et l'huile de canola dans un bol résistant à la chaleur et placez sur un bain d'eau chaude. Faites-les fondre ensemble jusqu'à consistance lisse puis retirez du feu et ajouter l'œuf, le lait, le sucre et la vanille.
2. Incorporer la farine, la poudre de cacao, la levure chimique et le sel puis ajouter les pépites de chocolat.
3. Verser la pâte dans un moule à muffins tapissé de papiers à muffins. 4. Cuire les muffins au four préchauffé à 350F pendant 20 minutes ou jusqu'à ce qu'ils soient bien levés et que les muffins passent le test du cure-dent.
5. Servir les muffins frais.

Information nutritionnelle par portion
Calories : 250
Matières grasses : 14,9 g
Protéines : 4.4g
Glucides : 26,7 g

Muffins au chocolat supplémentaires

Durée : 1 heure
Portions : 12

Ingrédients:

1 ¾ tasse de farine tout usage
¼ tasse de cacao en poudre
½ tasse de sucre brun clair
½ cuillère à café de bicarbonate de soude
½ cuillère à café de levure chimique
½ cuillère à café de sel
2 oeufs
1 tasse de lait
1/3 tasse d'huile de canola
½ tasse de pépites de chocolat noir
½ tasse de pépites de chocolat blanc

Instructions:

1. Mélangez les ingrédients secs dans un bol puis ajoutez les ingrédients humides.
2. Incorporer les pépites de chocolat puis verser la pâte dans des moules à muffins Tapissé de papiers muffins.
3. Cuire les muffins au four préchauffé à 350F pendant 20 minutes ou jusqu'à ce qu'il soit bien levé.
4. Servir les muffins frais.

Information nutritionnelle par portion

Calories : 229
Matières grasses : 11,2 g
Protéines : 4,5 g
Glucides : 29,5g

Muffins à la rhubarbe et aux fraises

Durée : 1 heure
Portions : 12
Ingrédients:
1 tasse de farine tout usage
½ tasse de farine de blé entier
½ cuillère à café de sel
1 cuillère à café de bicarbonate de soude
3 oeufs
½ tasse de sucre brun clair
1 cuillère à café d'extrait de vanille
½ tasse de lait
1 tige de rhubarbe, tranchée
1 tasse de fraises, tranchées
Instructions:
1. Mélangez les farines, le sel et le bicarbonate de soude dans un bol.2. Fouettez les œufs et le sucre dans un bol jusqu'à ce qu'ils soient pâles et légers.3. Ajouter le lait et la vanille et bien mélanger.
4. Incorporer le mélange de farine puis ajouter la rhubarbe et les fraises.
5. Verser la pâte dans un moule à muffins tapissé de papiers à muffins.
6. Cuire les muffins au four préchauffé à 350F pendant 20 minutes ou jusqu'à ce qu'il soit doré et mousseux.
7. Servir les muffins frais.

Information nutritionnelle par portion
Calories : 106

Matières grasses : 1.5g
Protéines : 3,5 g
Glucides : 19,6 g

Fizz Raisin & Ananas

Ingrédients

Jus de raisin – non sucré

Jus d'ananas – non sucré

Soda sans sucre

Glace

Il est préférable de mélanger dans une cruche puis de verser au besoin. Mélanger 1 ½ tasse de jus de raisin avec la même quantité de jus d'ananas. Ajoutez ensuite deux tasses de soda sans sucre et laissez le mélange refroidir pendant au moins une heure.

Vous pouvez garnir de feuilles de menthe et, si vous le souhaitez, ajouter une goutte de votre favori liqueur. Le rhum blanc est un très bon choix !

Marguerite

Ingrédients

Tequila

Jus de citron vert

Extrait d'Orange

Chaux

Idéalement, vous pouvez mélanger cela dans un shaker, sinon un pichet et une cuillère feront l'affaire !

Placez un verre de tequila dans le shaker et ajoutez deux cuillères à soupe de citron vert,

¼ tasse d'eau et ¼ cuillère à café d'extrait d'orange. Bien agiter et verser.

Pour en faire une boisson encore plus rafraîchissante, ajoutez de la glace et mélangez pour créer une bouillie !

Vodka à la fraise

Ingrédients

Vodka

Fraises

Jus de pomme non sucré.

Eau gazeuse sans sucre

Pour créer cette boisson, il est préférable de placer plusieurs fraises hachées dans une tasse de vodka et laissez-les toute la nuit. Vous pouvez ensuite ajouter une demi-tasse de jus de pomme et deux tasses d'eau gazeuse sans sucre.

Bien mélanger tous les ingrédients et réserver au frais. Servir sur glace ou même mélanger avec de la glace et déguster.

Vodka Melon

Ingrédients

Pastèque

Jus de citron vert

L'eau de noix de coco

Vodka

Vous aurez besoin d'une tasse de pastèque ; sans les graines. Vous pouvez ensuite mixez-le jusqu'à ce qu'il soit lisse et versez-le dans un shaker à cocktail. En plus vous devrez placer une cuillère à café d'extrait de citron vert, ¼ tasse d'eau de coco et ½ tasse de vodka.

Fermez le shaker et assurez-vous que les ingrédients sont bien mélangés.

Vous pouvez ajouter de la glace pilée si nécessaire. Versez ensuite dans vos verres et ajouter un morceau de citron vert ou de pastèque pour garnir.

Bloody Mary épicé

Ingrédients

Tomates

Feuilles de basilic

Vodka au poivre – la vodka standard peut être utilisée pour réduire le

coup de pied

sauce Worcestershire

Sauce au poivre

Vous devrez commencer par placer 2 tasses de tomates dans un mélangeur avec 6 basilics feuilles ; ceux-ci doivent être frais. Cela devrait prendre quelques minutes pour les mélanger jusqu'à ce qu'ils soient lisses. Le mélange peut ensuite être placé au réfrigérateur pour refroidir pendant une heure. Une fois le temps écoulé, vous pouvez filtrer le mélange à travers un tamis fin ; cette

Supprimera toutes les particules. Ajoutez-le ensuite à votre shaker, ainsi que ½ tasse de vodka au poivre, 1 cuillère à café de sauce Worcestershire et ½ cuillère à café de sauce au poivre. De plus, des glaçons ou de la glace pilée peuvent être ajoutés avant vous secouez soigneusement le mélange.

Ensuite, versez-le simplement dans votre verre et dégustez !

Surprise au vin rouge

Ingrédients

Vin rouge

Ginger ale sans sucre (régime)

Mettez simplement trois onces de vin dans un verre avec trois onces de gingembre.

Mélangez ensuite, ajoutez une garniture d'orange et servez immédiatement.

Le Mojito

Ingrédients

Feuilles de menthe fraîche

Jus de citron vert

Vodka

Soda sans sucres

Glace pilée

Stévia liquide

La première étape consiste à broyer les feuilles de menthe, quatre ou cinq feuilles sont généralement suffisant. Ceux-ci doivent être mélangés avec deux coups de vodka et ½ cuillère à café de stévia liquide. Une fois que cela est bien mélangé, versez-le dans un verre à moitié plein de glace pilée.

Ajoutez ensuite environ la même quantité de soda light et, si nécessaire, une tranche de lime ou de citron pour garnir.

Pina Colada

Ingrédients

Rhum Blanc

Lait de coco

Sirop d'ananas - Doit être sans sucre

Glace

Ajouter ½ tasse de rhum à des cuillères à soupe de lait de coco et 5 cuillères à soupe de sirop d'ananas sans sucre. Tous les ingrédients doivent être mis dans un mélangeur avec une tasse de glace et mélangé pendant plusieurs minutes. Alors buvez et détendez-vous !

Muffins à l'orange et aux amandes

Durée : 1h30
Portions : 12
Ingrédients:
2 petites oranges
6 œufs
1 tasse de sucre blanc
1 cuillère à café d'extrait de vanille
2 tasses de farine d'amande
1 cuillère à café de levure chimique
½ cuillère à café de sel
Instructions:
1. Placez les oranges dans une casserole et couvrez-les d'eau. Faire bouillir les Oranges pendant 30 minutes jusqu'à ce qu'elles ramollissent. Bien égoutter les oranges et placez-les dans un mixeur. Pulser jusqu'à consistance lisse.
2. Mélangez les œufs et le sucre dans un bol jusqu'à consistance mousseuse et pâle.
3. Incorporer les oranges puis incorporer la farine d'amande, la levure chimique et du Sel. 4. Verser la pâte dans un moule à muffins tapissé de papiers à muffins.
5. Cuire les muffins dans le four préchauffé à 350F pendant 20-25 minutes ou jusqu'à ce qu'il soit bien gonflé et doré.
6. Laissez refroidir les muffins avant de servir.

Information nutritionnelle par portion
Calories : 130
Matières grasses : 4.5g
Protéines : 3,9 g
Glucides : 20,0g

Muffins à la pomme

Durée : 1 heure
Portions : 12
Ingrédients:
1 tasse de farine tout usage
½ tasse de farine de blé entier
½ tasse de noix moulues
½ cuillère à café de sel
1 cuillère à café de bicarbonate de soude
½ cuillère à café de cannelle en poudre
2 oeufs
½ tasse de sucre blanc
1 cuillère à café d'extrait de vanille
¼ tasse d'huile de canola
½ tasse de yaourt nature
2 pommes, pelées, épépinées et coupées en dés
Instructions:
1. Mélangez les œufs et le sucre jusqu'à consistance mousseuse et pâle. 2. Ajouter la vanille, l'huile et le yaourt et bien mélanger.
3. Incorporer le mélange de farine puis ajouter les pommes.
4. Versez la pâte dans un moule à muffins tapissé de papiers à muffins et enfournez le four préchauffé à 350F pendant 20-25 minutes ou jusqu'à ce qu'il soit doré Et bien ressuscité. 5. Servir les muffins frais.

Information nutritionnelle par portion
Calories : 195

Matières grasses : 8,7 g
Protéines : 4,5 g
Glucides : 25,8 g

Muffins à fond noir

Durée : 1 heure
Portions : 12
Ingrédients:
1 tasse de fromage à la crème
¼ tasse de sucre blanc
1 oeuf
½ tasse de beurre, fondu
2 oeufs
½ tasse de sucre brun clair
1/3 tasse de farine tout usage
1 ½ tasse de farine d'amande
1 cuillère à café de levure chimique
½ cuillère à café de sel
Instructions:
1. Mélanger le fromage à la crème, 1 œuf et ¼ tasse de sucre dans un bol.
2. Verser le mélange dans 12 moules à muffins tapissés de papiers à muffins.
3. Mélangez 2 œufs avec le beurre et le sucre jusqu'à ce qu'ils blanchissent.
4. Ajouter la farine, la farine d'amande, la levure chimique et le sel.5. Verser la pâte sur le mélange de fromage à la crème.
6. Cuire les muffins au four préchauffé à 350F pendant 20 minutes ou jusqu'à ce qu'il soit bien levé.

7. Servir les muffins frais.

Information nutritionnelle par portion
Calories : 223
Matières grasses : 17,3 g
Protéines : 4,0 g
Glucides : 14,3 g

Muffins aux bleuets et au chocolat blanc

Durée : 1 heure
Portions : 12
Ingrédients:
1 1/2 tasse de farine tout usage
2 cuillères à café de levure
½ cuillère à café de sel
½ tasse de noix de coco râpée
½ tasse de pépites de chocolat blanc
1 tasse de lait
2 oeufs
¼ tasse d'huile de canola
1 cuillère à café d'extrait de vanille
Instructions:
1. Mélanger la farine, la levure chimique, le sel, la noix de coco et les pépites de chocolat dans un bol.
2. Ajouter le reste des ingrédients et bien mélanger.
3. Versez la pâte dans un moule à muffins tapissé de papiers à muffins spéciaux.
4. Cuire les muffins au four préchauffé à 350F pendant 20 minutes ou Jusqu'à ce qu'ils soient dorés et bien levés.

5. Servir les muffins frais.

Information nutritionnelle par portion
Calories : 169
Matières grasses : 9,2 g
Protéines : 3,7 g
Glucides : 18,1g

Cupcakes au chocolat au lait

Durée : 1h30
Portions : 12
Ingrédients:
Petits gâteaux :
½ tasse de beurre, ramolli
¾ tasse de sucre blanc
2 oeufs
1 cuillère à café d'extrait de vanille
1 tasse de lait
2 tasses de farine tout usage
2 cuillères à café de levure
½ cuillère à café de sel
Glaçage:
1 tasse de beurre, ramolli
2 tasses de sucre en poudre
½ tasse de pépites de chocolat au lait, fondues et réfrigérées
Instructions:
1. Pour les cupcakes, mélanger le beurre et le sucre jusqu'à consistance mousseuse et pâle. 2. Ajouter les œufs, un par un, puis incorporer la vanille et le lait.

3. Ajouter la farine, la levure et le sel et mélanger avec une spatule.
4. Verser la pâte dans 12 moules à muffins tapissés de papiers à muffins. 5. Cuire les cupcakes au four préchauffé à 350F pendant 20 minutes ou jusqu'à ce qu'ils soient dorés et bien levés. 6. Laisser refroidir.
7. Pour le glaçage, mélanger le beurre dans un bol jusqu'à ce qu'il soit mousseux et pâle. 8. Ajouter le sucre et bien mélanger pendant 5 minutes. 9. Incorporer le chocolat et bien mélanger.
10. Versez le glaçage dans une poche à douille et déposez-le sur chaque cupcake. 11. Servez les cupcakes frais.

Information nutritionnelle par portion
Calories : 438
Matières grasses : 25,0 g
Protéines : 4,0 g
Glucides : 51,3 g

Muffins aux délices turcs

Durée : 1 heure
Portions : 12
Ingrédients:
4 œufs
½ tasse de sucre blanc
1 cuillère à café d'extrait de vanille
½ tasse d'huile de canola
½ tasse de crème sure
2 tasses de farine tout usage
¼ cuillère à café de sel

1 cuillère à café de levure chimique
1 tasse de délice turc, coupé en dés
Instructions:
1. Mélanger les œufs et le sucre dans un bol jusqu'à consistance mousseuse et légère. 2. Ajouter la vanille, l'huile et la crème sure et bien mélanger.
3. Incorporer la farine, le sel et la levure puis incorporer le turc.
4. Verser la pâte dans un moule à muffins tapissé de papiers à muffins.
5. Cuire au four préchauffé à 350F pendant 20 minutes ou jusqu'à ce qu'il soit doré Brun et bien levé.
6. Servir les muffins frais.

Information nutritionnelle par portion
Calories : 239
Matières grasses : 13,0 g
Protéines : 4.3g
Glucides : 27,0 g

Muffins aux carottes et au chocolat blanc

Durée : 1 heure
Portions : 12
Ingrédients:
1 tasse de farine tout usage
½ tasse de farine de blé entier
½ cuillère à café de sel
1 cuillère à café de levure chimique
¼ cuillère à café de bicarbonate de soude
½ cuillère à café de sel

1 oeuf
½ tasse de sucre blanc
¼ tasse d'huile de canola
½ tasse de yaourt nature
1 tasse d'ananas écrasé
1 tasse de carottes râpées
½ tasse de pépites de chocolat blanc

Instructions:

1. Mélangez l'œuf et le sucre dans un bol jusqu'à ce qu'ils soient pâles et légers.
2. Ajouter l'huile et le yaourt et bien mélanger.
3. Incorporer les farines, le sel, la poudre à pâte, le bicarbonate de soude et le sel.
4. Ajouter l'ananas écrasé, les carottes et les pépites de chocolat.
5. Versez la pâte dans un moule à muffins tapissé de papiers à muffins et enfournez le four préchauffé à 350F pendant 20 minutes ou jusqu'à ce que les muffins passent le test du cure-dent. 6. Servir les muffins frais.

Information nutritionnelle par portion
Calories : 190
Matières grasses : 7.5g
Protéines : 3,2 g
Glucides : 28,1g

Muffins aux cerises

Durée : 1 heure
Portions : 10
Ingrédients:

4 œufs
½ tasse de sucre blanc
1 cuillère à café d'extrait de vanille
½ tasse de beurre, fondu
1 tasse de farine tout usage
¼ cuillère à café de sel
1 cuillère à café de levure chimique
1 tasse de cerises, dénoyautées

Instructions:

1. Mélanger les œufs, le sucre et la vanille dans un bol jusqu'à tripler de volume.

2. Incorporer le beurre et bien mélanger.

3. Incorporer la farine, le sel et la levure chimique.

4. Ajoutez les cerises puis versez la pâte dans un moule à muffins tapissé de papiers à muffins. 5. Cuire les muffins au four préchauffé à 350F pendant 20 minutes ou jusqu'à ce qu'ils soient dorés et bien levés. 6. Servir les muffins frais.

Information nutritionnelle par portion

Calories : 200
Matières grasses : 11,1 g
Protéines : 3,6 g
Glucides : 22,0 g

Cupcakes Forêt Noire

Durée : 1h30
Portions : 12
Ingrédients:
Petits gâteaux :

1 tasse de café infusé
½ tasse d'huile de canola
1 oeuf
1 cuillère à café d'extrait de vanille
1 ¼ tasse de farine tout usage
¼ tasse de cacao en poudre
½ cuillère à café de sel
1 cuillère à café de bicarbonate de soude
Glaçage:
2 tasses de crème épaisse, fouettée
1 tasse de griottes, dénoyautées
Instructions:
1. Pour les cupcakes, mélangez le café, l'huile, l'œuf et la vanille dans un bol.
2. Incorporer la farine, la poudre de cacao, le sel et le bicarbonate de soude et mélange rapide.
3. Versez la pâte dans un moule à muffins tapissé de papiers à muffins.
4. Cuire au four préchauffé à 350F pendant 20 minutes ou jusqu'à ce qu'il soit bien levé et parfumé. 5. Laissez refroidir les muffins.
6. Garnir chaque muffin de crème fouettée et garnir de griottes.

Information nutritionnelle par portion
Calories : 264
Matières grasses : 17,2 g
Protéines : 2,7 g
Glucides : 25,4 g

Muffins aux pépites de chocolat et à la cannelle

Durée : 1 heure
Portions : 12
Ingrédients:
4 œufs
½ tasse de sucre blanc
2 cuillères à soupe de sucre brun foncé
1 cuillère à café d'extrait de vanille
1 cuillère à café de zeste d'orange
½ tasse de beurre, fondu
1 tasse de farine tout usage
1 cuillère à café de cannelle en poudre
½ cuillère à café de sel
1 cuillère à café de levure chimique
¼ tasse de lait
½ tasse de pépites de chocolat noir
Instructions:
1. Mélanger les œufs et les sucres dans un bol jusqu'à consistance mousseuse et pâle. 2. Ajouter la vanille, le zeste d'orange et le beurre fondu.
3. Incorporer la farine, la cannelle, le sel et la levure puis ajouter le lait et pépites de chocolat.
4. Verser la pâte dans un moule à muffins tapissé de papiers à muffins.
5. Cuire au four préchauffé à 350F pendant 20 minutes ou jusqu'à ce qu'il soit doré Brun et bien levé.
6. Servir les muffins frais.

Information nutritionnelle par portion
Calories : 191
Matières grasses : 10,7 g
Protéines : 3,5 g

Glucides : 21,7 g

Muffins Ricotta Citron

Durée : 1 heure
Portions : 12
Ingrédients:
1 tasse de ricotta
¼ tasse de beurre, fondu
2 oeufs
1 cuillère à café d'extrait de vanille
½ tasse de sucre blanc
1 cuillère à soupe de zeste de citron
1 ½ tasse de farine tout usage
½ cuillère à café de sel
1 cuillère à café de levure chimique
Instructions:
1. Mélangez le fromage, le beurre, les œufs, la vanille et le sucre dans un bol.
2. Ajouter la farine, le sel et la levure et mélanger avec une spatule.
3. Verser la pâte dans un moule à muffins tapissé de papiers à muffins.
4. Cuire les muffins au four préchauffé à 350F pendant 20 minutes ou jusqu'à ce qu'ils soient dorés et bien levés.
5. Servir les muffins frais.

Information nutritionnelle par portion
Calories : 163
Matières grasses : 6,3 g

Protéines : 4.9g
Glucides : 21,7 g

Muffins fondants au chocolat et aux dattes

Durée : 1 heure
Portions : 12
Ingrédients:
1 tasse de dattes, dénoyautées
½ tasse de jus d'orange frais
1 cuillère à café de zeste d'orange
2 oeufs
1 cuillère à café d'extrait de vanille
¼ tasse de lait
1 tasse de farine tout usage
½ tasse de cacao en poudre
¼ tasse de fécule de maïs
1 cuillère à café de bicarbonate de soude
½ cuillère à café de sel
Instructions:
1. Mélangez les dattes, le jus d'orange, le zeste d'orange, les œufs et la vanille dans un mixeur et pulser jusqu'à consistance lisse. Ajouter le lait et bien mélanger.
2. Incorporer le reste des ingrédients et bien mélanger.
3. Versez la pâte dans un moule à muffins tapissé de papiers à muffins.
4. Cuire les muffins dans le four préchauffé à 350F pendant 15-20 minutes ou jusqu'à ce que les muffins passent le test du cure-dent. 5. Servir les muffins frais.

Information nutritionnelle par portion
Calories : 117
Matières grasses : 1.5g
Protéines : 3,3 g
Glucides : 24,9 g

Brioche moelleuse

Pour 6 Personnes ; Préparation : 15mCuisson : 20m ; Prêt En : 35m

Ingrédients :

290 g Farine

130 g Beurre mou !

15 g Levure fraîche

40 g Sucre

1 pincée Sel

70 ml Lait entier

3 Œufs

Préparation :

1.Faites fondre la levure dans le lait

2.Battre les oeufs en omelette

3. Faites mélanger tous les ingrédients afin d'obtenir une pâte bien homogène

4. Couvrir pour laisser pousser la pâte 1h30 en mettant le mélange dans un saladier

5. Formez 6 boules avec la pâte. Ajoutez un peu de farine si elle est trop molle. Mettez 1 boule au milieu du moule et les autres autours.

6.Couvrir et laisser pousser 2h

7.Mettre 200mL d'eau dans la cuve puis placez-y le moule dans le panier vapeur. Faites cuir 20 minutes sous pression

8.Passez votre brioche dans le four 5 minutes en mode grille.

Flan pâtissier au cookéo extra crisp

Ingrédients :

2 œufs

500 ml de lait

50 g de maïzena

75 g de sucre

Rhum

Vanille (ou un sachet de sucre vanillé)

Préparation :

Du mini bol du companion ici au grand companion là

Faites mélanger tous les ingrédients et épaissir à feu doux

Verser dans le moule du cookéo ou un autre moule dont la taille permet de passer dans la cuve du cookéo

Positionner l'extra crisp

Démarrer la fonction 5 (mode manuel) pour 25 min à 200° C.

Vérifier la cuisson et prolonger si besoin.

Pudding au caramel

Temps de Préparation : 30 Minutes ; Temps de Cuisson : 50 Minutes ;
Niveau de difficulté : Facile

Ingrédients :

200g de baguettes rassies

Petit pain au lait déchiqueté en morceaux

Du lait pour faire tremper le pain rassis

280g de raisins de corinthe et blanc

1 sachet de sucre vanillé des Isles

280g de farine

130g de sucre en poudre

3 œufs

Du caramel Vahiné en flacon tout prêt

Cannelle

Du rhum

Instructions :

1. Trempez les baguettes et les morceaux de petit pain au lait pour avoir
une pâte

2. Mettez du rhum dans les raisins, bien mélanger pour macérer, mettre de côté tapisser le fond de votre moule avec du caramel. Ajouter la farine petit à petit(en garder pour les raisins,)le sucre en poudre, le sucre vanillé, la cannelle, Les œufs en mélangeant au fur et à mesure mettre la farine que vous aurez gardé dans les raisins, mélanger et les ajouter à votre préparation une fois tout bien mélangé, mettre dans votre moule avec le fond tamisé de caramel versez 500 ml d'eau dans la cuve déposez le moule dans le panier vapeur et l'ensemble dans la cuve du cookéo mettre 50 minutes sous pression ou rapide pour les anciens modèles(j'avais mis 45 minutes mais après vérification j'ai relancé 5 minutes) je pense que 45 minutes suffisent si on ne met pas de caramel laisser refroidir complètement et mettre 2h30 au frigo pour figer le caramel puis je l'ai démoulé à l'envers dans l'assiette MEILLEUR APRÈS L'AVOIR LAISSÉ À TEMPÉRATURE AMBIANTE je le fais d'habitude au four là j'ai voulu tester en cuisson au cookéo et en ajoutant du caramel au fond du moule, réussi !!!! pudding que ma mère faisait quand j'étais petite avec du pain rassis, voir brioche, petit pain...

Nombre de couverts 8 ; Prêt en : 1 Minutes ; Type de Recette Desserts ; Ingrédient : sucre

Flan Vanille Caramel Recette Cookéo

TEMPS DE PRÉPARATION 5 mins

CUISSON : 15 mins

TOTAL : 20 mins

Pour 6 personnes

INGRÉDIENTS :

400 gr de lait concentré sucré

400 ml de lait demi-écrémé ou entier

4 œufs

1 c. à café de Maïzena

1 c. à soupe d'extrait de vanille liquide

Caramel liquide

PRÉPARATIONS :

Mélangez le lait concentré sucré avec le lait, les œufs, l'extrait de vanille et la Maïzena dans un saladier, Dans la cuve du Cookéo, versez 300 ml d'eau et placez le panier vapeur.

Faites recouvrir le fond d'un moule à charlotte en métal ou d'une casserole. Posez le moule dans le panier vapeur. Mettez 15 minutes en cuisson sous pression.

Faites reposer votre flan aux caramels et à la vanille durant 5 minutes puis démoulez-le dans une assiette de présentation. Mettez-le au frais jusqu'au moment de le servir.

NOTES :

Mettre à la préparation 100 grammes de noix de coco râpée, cela vous fera une délicieuse crème tahitienne. Vous êtes capable de réaliser cette recette en version individuelle, utilisez des moules adaptés.

Crème au spéculoos (Cookéo)

Ingrédients pour 8 verrines :

750 ml de lait

2 œufs

90 g de sucre

25 g de maïzena

100g + 40 g de spéculoos

Préparation :

Mélanger le sucre et la maïzena dans la cuve.

Ajouter les 100 g de spéculoos préalablement réduit en poudre.

Fouetter puis ajouter le lait et les œufs battus.

Faites bien mélanger l'ensemble, puis mettre en mode dorer.

Dés épaississements verser rapidement dans les verrines avant que la
préparation n'épaississe trop.

Réduire le reste des spéculoos en poudre et parsemer sur chaque verrine.
Réservez au frais.

Le flan de semoule au Cookéo

Au moins 8 parts

Ingrédients :

80gr de sucre pour le caramel

1 litre de lait

140g de semoule fine

3 œufs

120g de sucre

Vanille et rhum facultatif

Préparation :

Chauffez les 80g de sucre dans une petite casserole (ou si vous êtes tenté d'en utiliser une, mettez-la dès le début pour qu'elle ne fasse pas de choc thermique chaud froid en l'introduisant à la fin).

Surveillez bien et secouez de temps en temps la casserole, jusqu'à ce que le sucre fonde et prenne une couleur ambrée caramel pas trop foncée.

Mettez-les au fond de votre moule (métal revêtu, verre ou silicone de taille à rentrer dans le panier vapeur soit 21 cm maxi).

Chauffer le lait dans une casserole, et lorsqu'il commence à bouillonner, mettez la semoule et faites-la cuire quelques minutes tout en mélangeant.

Secouer les œufs avec le sucre + vanille et versez dessus le lait chaud avec la semoule tout en continuant de fouetter.

Versez l'appareil à flan dans le moule

Faites Filmer le moule avec du film alimentaire (pour éviter que de l'eau vienne sur le flan à la cuisson). Versez de l'eau dans la cuve du Cookéo. Déposez le panier vapeur avec le moule du gâteau à l'intérieur et lancez la cuisson rapide (sous pression) 15 minutes.

Faites refroidir avec même un passage au frigo de quelques heures avant de démouler sur une assiette.

Flan aux œufs au cookéo

Ingrédients :

800 ml de lait

5 œufs

60 g de sucre

Vanille liquide

400 ml d'eau pour le cookéo

Pour le caramel : sucre (la quantité que vous estimez parfaite pour votre moule)

Préparation :

Étape 1 :

Faire le caramel à sec, le verser dans le moule adapté au cookéo.

Étape 2 :

Faire bouillir le lait avec la vanille, réserver.

Dans un cul de poule, fouetter les œufs et le sucre.

Verser le lait sur le mélange précédent et bien mélanger.

Étape 3 :

Mettre 400 ml d'eau dans le cookéo, placer le panier vapeur puis votre moule dans le panier vapeur.

Faire cuire 15 min sous pression.

Refroidir le flan et le placer au frigo toute la nuit.

Crème Aux Spéculoos au Cookéo

Ingrédients :

- 750ml de lait

- 2 œufs (battus)

- 100 gr de sucre

- 30 gr de Maizena

- 100 gr + 50 gr de spéculoos réduits en poudre

Préparation :

Dans la cuve du cookéo, mélanger le sucre avec la maïzena puis y mélanger la poudre de spéculoos. Ajouter le lait et les œufs battus. Bien mélanger.

Lancer le cookéo en mode manuel > Dorer (couvercle ouvert), remuer sans cesse jusqu'à ce que le mélange épaississe à la texture souhaitée.

Mettez rapidement en coupe, car le mélange refroidit et s'épaissit en un clin d'œil

Saupoudrer le dessus de poudre de Spéculoos.

Réserver au frais.

Muffins au chocolat et aux poires

Durée : 1 heure
Portions : 12
Ingrédients:
2 oeufs
½ tasse de lait
½ tasse de sucre brun clair
½ tasse de babeurre
1 1/3 tasse de farine tout usage
1/3 tasse de cacao en poudre
½ cuillère à café de sel
1 cuillère à café de levure chimique
2 poires, pelées et coupées en dés
Instructions:
1. Mélangez les œufs, le lait, le sucre et le babeurre dans un bol.
2. Incorporer les ingrédients secs et mélanger rapidement.
3. Incorporez les poires puis versez la pâte dans un moule à muffins tapissé de papiers à muffins. 4. Cuire les muffins dans le four préchauffé à 350F pendant 15-20 minutes ou jusqu'à ce qu'il soit bien levé. 5. Servir les muffins frais.

Information nutritionnelle par portion
Calories : 119
Matières grasses : 1.5g
Protéines : 3,6 g
Glucides : 24,4 g

Muffins à la banane et aux pépites de chocolat

Durée : 1 heure
Portions : 12
Ingrédients:
3 bananes en purée
½ tasse de sucre blanc
1 oeuf
1/3 tasse de beurre, fondu
¼ tasse de lait
1 ½ tasse de farine tout usage
1 cuillère à café de bicarbonate de soude
½ cuillère à café de sel
½ tasse de pépites de chocolat noir
Instructions:
1. Mélanger les bananes, le sucre, l'œuf, le beurre et le lait dans un bol jusqu'à consistance crémeuse.
2. Ajoutez le reste des ingrédients et incorporez-les à la spatule.
3. Verser la pâte dans 12 moules à muffins tapissés de papiers à muffins.
4. Cuire au four préchauffé à 350F pendant 20 minutes.
5. Servir les muffins frais.

Information nutritionnelle par portion
Calories : 191
Matières grasses : 7,2 g
Protéines : 2.9g
Glucides : 30,6 g

Muffins aux bananes et au yogourt

Durée : 1 heure
Portions : 12

Ingrédients:

1 banane, en purée
1 tasse de yaourt nature
1 oeuf
½ tasse de sucre brun clair
½ tasse d'huile de canola
2 tasses de farine tout usage
1 cuillère à café de levure chimique
½ cuillère à café de bicarbonate de soude
½ cuillère à café de sel

Instructions:

1. Mélangez les bananes, le yaourt, l'œuf, le sucre et l'huile dans un bol jusqu'à consistance crémeuse. 2. Ajoutez le reste des ingrédients et mélangez rapidement.
3. Verser la pâte dans un moule à muffins tapissé de papiers à muffins.
4. Cuire les muffins au four préchauffé à 350F pendant 20 minutes ou jusqu'à ce qu'ils soient dorés et bien levés.
5. Servir les muffins frais.

Information nutritionnelle par portion

Calories : 208
Matières grasses : 9.9g
Protéines : 3,9 g
Glucides : 25.7g

Muffins aux bleuets et aux graines de pavot

Durée : 1 heure
Portions : 12
Ingrédients:
2 oeufs
1 tasse de yaourt nature
1 cuillère à soupe de zeste de citron
1 cuillère à soupe de jus de citron
½ tasse d'huile de canola
½ tasse de sucre blanc
1 1/2 tasse de farine tout usage
2 cuillères à café de levure
½ cuillère à café de sel
2 cuillères à soupe de graines de pavot
1 tasse de bleuets frais
Instructions:
1. Mélangez les œufs, le yaourt, le zeste de citron, le jus de citron et l'huile dans un bol. 2. Ajouter le sucre et bien mélanger puis incorporer le reste des ingrédients.
3. Versez la pâte dans un moule à muffins tapissé de papiers à muffins et enfournez
Le four préchauffé à 350F pendant 20 minutes ou jusqu'à ce qu'ils passent l'essai de cure-dents. 4. Servez-les frais.

Information nutritionnelle par portion
Calories : 210
Matières grasses : 10,9 g
Protéines : 4.1g
Glucides : 24,4 g

Muffins Banane Chia

Durée : 1 heure
Portions : 12

Ingrédients:

2 tasses de farine tout usage
3 cuillères à soupe de graines de chia
½ cuillère à café de sel
2 cuillères à café de levure
½ tasse de sucre blanc
2 oeufs
½ tasse d'huile de canola
1 tasse de babeurre
¼ tasse de lait entier
2 bananes, en purée

Instructions:

1. Mélangez la farine, les graines de chia, le sucre, le sel et la levure chimique dans un bol. 2. Ajoutez le reste des ingrédients et mélangez rapidement.
3. Versez la pâte dans un moule à muffins tapissé de papiers à muffins et enfournez le four préchauffé à 350F pendant 20-25 minutes ou jusqu'à ce que les muffins réussissent le test du cure-dent. 4. Laissez-les refroidir dans le moule avant de servir.

Information nutritionnelle par portion

Calories : 266
Matières grasses : 12,8 g
Protéines : 5.7g
Glucides : 33.0g

Cupcakes Amande Vanille

Durée : 1h30
Portions : 12
Ingrédients:
Petits gâteaux :
1 ½ tasse de farine d'amande
½ tasse de farine tout usage
½ cuillère à café de sel
1 cuillère à café de bicarbonate de soude
½ tasse de beurre, ramolli
½ tasse de sucre blanc
2 oeufs
1 cuillère à café d'extrait de vanille
½ tasse de babeurre
½ cuillère à café d'extrait d'amande
Glaçage:
1 tasse de beurre, ramolli
2 tasses de sucre en poudre
1 cuillère à soupe d'extrait de vanille
Instructions:
1. Pour les cupcakes, mélangez les farines, le sel et le bicarbonate de soude dans un bol. 2. Dans un autre bol, mélanger le beurre, le sucre et la vanille jusqu'à consistance mousseuse et crémeux.
3. Ajouter les œufs, un par un, puis incorporer le babeurre et les extraits d'amandes
4. Incorporer le mélange de farine puis verser la pâte dans un moule à muffins chemisé avec des papiers muffins.
5. Cuire au four préchauffé à 350F pendant 20-25 minutes ou jusqu'à ce qu'il soit doré brun. 6. Laissez-les refroidir dans la poêle.

7. Pour le glaçage, mélanger le beurre et le sucre pendant 5 minutes jusqu'à ce qu'ils soient pâles et duveteux. 8. Ajouter la vanille et bien mélanger.
9. Versez le glaçage dans une poche à douille et déposez-le sur les cupcakes.

Information nutritionnelle par portion
Calories : 371
Matières grasses : 25,7 g
Protéines : 2,8 g
Glucides : 33,8g

Cupcakes au miel et à la cardamome

Durée : 1h30
Portions : 12
Ingrédients:
Petits gâteaux :
½ tasse de beurre, ramolli
½ tasse de miel
2 cuillères à soupe de sucre brun foncé
1 cuillère à café d'extrait de vanille
2 oeufs
1 ½ tasse de farine tout usage
½ cuillère à café de sel
1 ½ cuillères à café de levure chimique
1 cuillère à café de cardamome moulue
1/3 tasse de lait
Glaçage:
1 tasse de beurre, ramolli

2 tasses de sucre en poudre
1 cuillère à café d'extrait de vanille
¼ tasse de miel
Instructions:
1. Pour les cupcakes, mélanger le beurre, le miel et le sucre dans un bol jusqu'à ce qu'il soit pâle. Ajouter la vanille et les œufs et bien mélanger.
2. Incorporer la farine, le sel, la levure chimique et la cardamome en les alternants avec du lait.
3. Verser la pâte dans un moule à muffins tapissé de papiers à muffins.
4. Cuire au four préchauffé à 350F pendant 20-25 minutes ou jusqu'à ce qu'il soit doré brun. 5. Laissez-les refroidir dans la poêle.
6. Pour le glaçage, mélanger le beurre et le sucre dans un bol pendant 5-7 minutes jusqu'à ce qu'il soit duveteux et pâle. Incorporer la vanille et bien mélanger.
7. Verser le glaçage dans une pâte et le dresser sur chaque cupcake. 8. Arroser les cupcakes glacés de miel.

Information nutritionnelle par portion
Calories : 425
Matières grasses : 24,1 g
Protéines : 3.1g
Glucides : 51,7 g

Muffins à la banane et au miel

Durée : 1 heure
Portions : 12
Ingrédients:
2 bananes mûres, écrasées

½ tasse de miel
½ tasse de babeurre
1 oeuf
1 cuillère à café d'extrait de vanille
1 ½ tasse de farine tout usage
½ tasse de flocons d'avoine
½ cuillère à café de sel
1 cuillère à café de bicarbonate de soude

Instructions:

1. Mélangez les bananes, le miel, le babeurre, l'œuf et la vanille dans un bol.
2. Ajouter le reste des ingrédients et mélanger avec une spatule.
3. Versez la pâte dans un moule à muffins tapissé de papiers à muffins et enfournez le four préchauffé à 350F pendant 20-25 minutes ou jusqu'à ce qu'il soit bien levé et Brun doré.
4. Servir les muffins frais.

Information nutritionnelle par portion
Calories : 141
Matières grasses : 0.9g
Protéines : 3.1g
Glucides : 30,9 g

Muffins aux pêches et au miel et à la muscade

Durée : 1 heure
Portions : 12
Ingrédients:
1 ½ tasse de farine tout usage
½ tasse de noix moulues

½ tasse de sucre blanc
½ cuillère à café de muscade moulue
¼ cuillère à café de sel
1 cuillère à café de bicarbonate de soude
2 oeufs
¼ tasse de miel
1 banane, en purée
½ tasse de babeurre
2 pêches, dénoyautées et coupées en dés

Instructions:

1. Mélanger les ingrédients secs dans un bol.
2. Incorporez les œufs, le miel, la banane et le babeurre et donnez-lui un rapide Mélangé. 3. Incorporer les pêches et verser la pâte dans un moule à muffins garni de papiers à muffins.
4. Cuire au four préchauffé à 350F pendant 20 minutes ou jusqu'à ce qu'il soit bien levé et brun doré. 5. Laissez les muffins refroidir dans le moule avant de servir.

Information nutritionnelle par portion

Calories : 172
Matières grasses : 4.1g
Protéines : 4.4g
Glucides : 31,0 g

Cupcakes Chocolat Framboise

Durée : 1h30
Portions : 12
Ingrédients:

Petits gâteaux :
2/3 tasse de beurre ramolli
2/3 tasse de sucre blanc
2 oeufs
1 cuillère à café d'extrait de vanille
¼ tasse de lait
1 ½ tasse de farine tout usage
½ cuillère à café de sel
1 ½ cuillères à café de levure chimique
¼ tasse de cacao en poudre
Glaçage:
1 tasse de fromage à la crème
1 tasse de beurre, ramolli
2 tasses de sucre en poudre
½ tasse de pépites de chocolat noir, fondues et réfrigérées
Instructions:
1. Pour les cupcakes, mélanger le beurre et le sucre dans un bol jusqu'à consistance mousseuse et aéré.
2. Ajouter les œufs et la vanille et bien mélanger. Incorporer le lait.
3. Incorporer la farine, le sel, la levure et le cacao et mélanger avec une spatule.
4. Versez la pâte dans un moule à muffins tapissé de papiers à muffins et enfournez
Le four préchauffé à 350F pendant 20 minutes ou jusqu'à ce qu'il soit bien levé.
5. Laissez-les refroidir dans la poêle.
6. Pour le glaçage, mélanger le fromage à la crème et le beurre dans un bol jusqu'à ce qu'ils soient pâles. 7. Ajouter le sucre, progressivement, et mélanger pendant 5 minutes à grande vitesse.
8. Incorporer le chocolat fondu puis verser une cuillerée de glaçage sur chaque cupcake et servir frais.

Information nutritionnelle par portion

Calories : 512
Matières grasses : 34,9 g
Protéines : 5,1 g
Glucides : 48.5g

Les muffins aux myrtilles ultimes

Durée : 1 heure
Portions : 12
Ingrédients:
2 oeufs
2/3 tasse de sucre blanc
½ tasse d'huile de canola
1 cuillère à café de zeste de citron
1 cuillère à café d'extrait de vanille
2 tasses de farine tout usage
½ cuillère à café de sel
2 cuillères à café de levure
1 tasse de crème sure
1 tasse de bleuets frais
Instructions:
1. Mélangez les œufs et le sucre dans un bol jusqu'à consistance mousseuse et pâle.
2. Ajouter l'huile et la vanille et bien mélanger.
3. Incorporer la farine, le sel et la levure puis ajouter la crème sure et mélanger pendant 1 minute à grande vitesse.
4. Incorporer les myrtilles puis verser la pâte dans un moule à muffins chemisé avec des papiers muffins.
5. Cuire les muffins dans le four préchauffé à 350F pendant 20-25 minutes ou jusqu'à ce qu'il soit bien levé et doré.

6. Laissez-les refroidir avant de servir ou de conserver.

Information nutritionnelle par portion
Calories : 258
Matières grasses : 14,1 g
Protéines : 3,8 g
Glucides : 30,1g

Gâteau de semoule au caramel au Cookéo

Un délicieux dessert où goûter qui ravira petits et grands !!

La prochaine fois j'ajouterai des raisins secs que je vais mettre à tremper dès maintenant dans du rhum brun !!

Ingrédients :

140 gr de semoule très fine à dessert

3 œufs

150 gr de sucre

2 cuillères à café d'arôme naturel de vanille

1 L de lait entier

Caramel

Préparation :

Chauffer le lait, l'arôme de vanille et la semoule en mélangeant souvent jusqu'à ce que cela épaississe.

Fouettez les œufs et le sucre et mélangez à la semoule au lait qui doit avoir bien épaissie.

Versez du caramel dans le fond de votre moule et coulez par-dessus la semoule.

Filmez le moule afin que la vapeur ne retombe par-dessus pendant la cuisson.

Versez 250 ml d'eau dans la cuve du Cookéo, posez le panier vapeur à l'intérieur et le moule dans le panier.

Positionnez l'appareil sur cuisson sous pression pour 15 mn.

Mettez le moule dans le cookéo fermé 10 mn après la fin de cuisson.

Sortir le moule et laissez refroidir complètement à température ambiante avant de démouler dans un plat de service.

Mettre au frigo jusqu'à dégustation et ... régalez-vous !!

Gâteau aux pommes facile au Cookeo

Temps de préparation : : 15 minutes

Temps de cuisson : : 38 minutes

Nombre de personnes : 6

Ingrédients :

3 pommes

3 œufs

125 g de farine

100 g de sucre

1 sachet de sucre vanillé

80 g de beurre pommade

1/2 sachet de levure chimique

Préparation :

Versez les œufs, la farine, le sucre, le sucre vanillé, le beurre et la levure dans un grand saladier. Mélangez bien.

Mettez les pommes préalablement pelées et coupées en cubes, puis mélangez à nouveau dans le saladier

Versez la pâte à gâteau dans un moule beurré.

Versez 20 cl d'eau au fond de la cuve et posez le moule filmé dans le panier vapeur, pendant 38 min avec le mode « cuisson sous pression ».

Crème aux œufs minceur spécial Cookeo

PRÉPARATION :5 min

CUISSON : 5 min

Ingrédients : NB DE PERSONNES : 6

160 ml de lait écrémé

130 ml de crème liquide légère

2 œufs

40 g de sucre

1 cuillère à café d'extrait de vanille liquide

Préparation

PRÉPARATION : 5min ; CUISSON : 5min

Dans un saladier, mélangez les œufs et le sucre au fouet sans faire mousser.

Mettez le lait et la crème dans une petite casserole. Faites chauffer et stoppez juste avant l'ébullition.

Versez le mélange lait/crème sur les œufs et mélangez, toujours sans faire mousser.

Répartissez la préparation dans les pots.

Couvrez chaque pot de film étirable.

Versez 200 ml d'eau dans la cuve du cookéo, puis positionnez le panier vapeur. Déposez-y les pots de crème.

Programmez « Ingrédients », « Légumes », « brocolis 400 g », «5 minutes ».

Au bout des 5 minutes de cuisson, laissez les crèmes encore 1 minute au chaud, puis Sortez-les du cookéo et entreposez-les au réfrigérateur pendant 4 heures. Dégustez bien froid.

FONDANT À LA CRÈME DE MARRON FACILE

Un fondant très facile à la crème de marron...

Dessert : 6 parts

Temps de préparation :10 min

Temps de cuisson : 35 min

Calories : 417 Kcal

Ingrédients : 6

500 gr de crème de marron

100 gr de beurre

40 gr de farine

4 œufs

1 pincée de sel

Préparation :

Faire fondre le beurre au micro-ondes et le mélanger avec la crème de marron.

Ajouter les œufs, le sel et la farine. Bien mélanger.

Verser la préparation dans un moule à manquer préalablement beurrer.

Enfourner 35 minutes à 180°C.

Laisser refroidir avant de démouler.

Clafoutis Léger aux Fraises

Ingrédients pour 8 personnes : – 2 pts / personne –

300 g de fraises

250 g de lait demi-écrémé

100 g de farine

2 cuillères à soupe d'édulcorant

3 œufs

Zeste de 1/2 citron

Préparation :

Faites préchauffez le four à 180°C.

Battez les œufs dans un saladier avec l'édulcorant jusqu'à obtention d'un mélange mousseux. Mettez le zeste de citron et la farine tamisée puis mélangez.

Mettre le lait en mélangeant avec un fouet jusqu'à obtenir un mélange lisse et homogène.

Faites Laver les fraises puis coupez-les en deux, et placez-les au fond d'un moule recouvert de papier sulfurisé.

Après versez la pâte sur les fraises et enfournez pendant environ 35 à 40 minutes.

CLAFOUTIS AUX FRAMBOISES au cookéo

Une recette de clafoutis maison par Brigitte Nino

Temps de préparation : <15 minutes

Temps de cuisson : 40 minutes

Difficulté : Facile

Ingrédients (6 personnes) :

40 Framboises

2 Œufs

120 Gr de sucre

60 Gr de beurre mou

10 Cl de lait

125 Gr de farine

2 Sachets de sucre vanillé

1/2 Sachet de levure chimique

Eau pour la cuve 40 cl

Film étirable

Préparation :

Mélanger les œufs + le sucre + lait + beurre. Ajouter la farine + sucre vanillée + levure chimique. Bien remuer. Beurrer le moule avec un pinceau. Et déposer dans le fond des amandes effilées + framboises.

Et y mettre la préparation du gâteau. Filmer (filme étirable) le moule de 20 cm.

Ne rentrant pas dans le panier vapeur j'ai mis les 40 cl d'eau dans la cuve avec le support du panier vapeur pour y déposer mon moule. Cuisson "sous pression" pendant 40 mn.

Laissez refroidir sans le film étirable. Et le démouler une fois refroidi.

Gâteau au yaourt (extra crisp cookéo)

Ingrédients :

2 œufs

85g de beurre fondu (demi-sel)

150g de sucre

150g de farine (2 pots)

125g de yaourt (1 pot),

4 g de levure

Rhum, vanille, fleur d'oranger... moi je vous conseille et c'est facultatif

Préparation :

Mettre du beurre et fariner le moule à gâteau spécial cookéo

Monter les blancs en neige

Utiliser la moitié du sucre pour les meringuer

Faites mélanger le reste du sucre, les jaunes, le yaourt et le beurre. Ajouter ensuite la farine et la levure plus délicatement les blancs en neige

Faites verser dans le moule et le placer dans la cuve

Positionner l'extra crisp et cuire 50 min en mode manuel à 160° C selon l'application cookéo

(Moi j'ai cuit sans regarder l'application et j'ai mis 25 min programme manuel, soit 200° C)

Tester avec le couteau pour savoir si c'est cuit, elle doit ressortir propre.

Fondant au chocolat rapide (Cookéo)

Ingrédients :

4 œufs

180 g de chocolat

125 gr de beurre

100 g de sucre

100 g de farine

Préparation :

Faire fondre le chocolat avec le beurre au micro-onde.

Mélanger les œufs et le sucre ensemble puis rajouter la farine.

Bien mélanger et ajouter le chocolat fondu.

Beurré un moule adapté au Cookéo (Perso j'utilise ma casserole sans manche), versé la préparation dedans.

Mettre 150 ml d'eau dans la cuve et 12 min en cuisson rapide dans le panier vapeur.

Tarte au sucre à l'extra crisp du cookéo

Ingrédients :

60 g de beurre

100 g de lait

10 g de levure fraiche

1 cuillère à soupe de sucre

200 g de farine

1 œuf

Finitions :

40 g de beurre

40 g de sucre

Préparation :

Au bol muni du couteau à pétrir

60 g de beurre

100 g de lait

10 g de levure fraiche

1 cuillère à soupe de sucre

Mettre 3 min à 40° C vitesse 4

Ajouter

200 g de farine

1 œuf

Mettre 2 min à vitesse 5

Mettez dans un moule rond en silicone (ou un moule recouvert de papier sulfurisé et laisser pousser 2h à proximité d'une source de chaleur avec un linge propre sur le moule)

Préchauffer le four à 240° C

Déposer sur la pâte

40 g de beurre

40 g de sucre

Pour une cuisson à l'extra crisp

Mettre la préparation dans un moule qui passe dans la cuve du cookéo (j'ai pris une casserole Ingenio 18 cm, je peux aussi prendre le moule spécial cookéo)

Déposer le sucre et le beurre

Positionner l'extra crisp en programme manuel à 200 ° C et lancer la cuisson pour 20 ou 25 min selon la largeur de votre moule. Tester au centre avec la pointe du couteau pour vérifier la cuisson, si le couteau ressort humide, il faut prolonger.

On peut évidemment cuire au four.

GÂTEAU AUX BANANES AVEC LE COOKEO

Pour cela, il vous faudra

Pour 6 personnes :

Ingrédients ;

3 bananes

250 grammes de farine

2 œufs

20 cl d'huile,

25 cl de lait

150 grammes de sucre

1 sachet de levure.

Préparation :

On va commencer par couper les bananes bien mûres en rondelles. Dans un grand saladier, à l'aide d'une spatule, on mélange tous les ingrédients sauf les bananes que l'on réserve.

Puis, on beurre le moule du Cookeo afin d'y verser votre préparation.

J'ai posé les rondelles de bananes par-dessus, les premières rondelles doivent être sous la pâte, puis poser les dernières au-dessus.

Faites filmer bien le moule pour éviter que la vapeur vienne directement sur votre gâteau. Mettre dans la cuve, le panier à vapeur et 1/2 litre d'eau.

C'est parti pour le mode cuisson sous pression pendant 40 minutes.

Gâteau magique à la vanille au cookéo

Ingrédients :

Pour un moule de 16 cm (personnellement ma casserole Ingenio)

3 œufs

110 g de sucre

90 g de beurre

85 g de farine

375 ml de lait

2 cuillères à soupe d'arôme vanille artificiel

Préparation :

Pour la préparation au companion, c'est ici

Battre les blancs en neige et réserver.

Mélanger les jaunes et le sucre jusqu'à ce que le mélange blanchisse.

Mettez le beurre fondu, la farine tamisée et la vanille.

Ajouter le lait. Mélanger.

Mettez enfin les blancs en neige, il ne faut pas une pâte lisse, laisser des morceaux de blancs (gros comme l'ongle de mon petit doigt environ).

Mettre dans le moule beurré ou pas (je ne l'ai pas fait car j'ai pleine confiance dans le démoulage facile de ma casserole).

Mettre 200 ml d'eau dans la cuve.

Utilisez la casserole ou le moule dans le panier vapeur et le disposer dans la cuve. Lancer la cuisson sous pression pour 25 min.

Entrouvrir le couvercle et laisser 10 min supplémentaires au repos à la fin de la cuisson. Attendre encore 3-4 heures avant de démouler.

Bonne dégustation.

Brownies au Cookeo

45 min

Facile

Bon marché

Ingrédients :

250 g de chocolat pâtissier

1 poignée de cerneau de noix

60 g de farine

100 g de beurre

100 g de sucre

1 gousse de vanille

Sel

3 œufs

Préparation :

Temps total : 45 min

Préparation : 20 min

Repos : -

Cuisson : 25 min

ÉTAPE 1 :

Utilisez 25 cl d'eau en fond de cuve et versez les ingrédients (chocolat et beurre) dans un bol filmé, dans le panier vapeur du Cookeo. Activez le mode « dorer » pendant 10 min après le préchauffage.

ÉTAPE 2 :

Faites battre dans un saladier les œufs, une pincée de sel et le sucre.

ÉTAPE 3 :

Mettre la farine, les graines de la gousse de vanille dans le saladier, puis battez à nouveau.

ÉTAPE 4 :

Ajouter le chocolat et le beurre fondu.

ÉTAPE 5 :

Mettre dans un moule carré ou rectangulaire beurré et fariné, puis répartissez les cerneaux de noix dans la préparation.

ÉTAPE 6 :

Placez le moule filmé dans le panier vapeur, mode « cuisson sous pression » pendant 25 min.

Crème brûlée WW

Ingrédients pour 4 personnes :

50 cl de lait écrémé

5 jaunes d'œuf

1 cuillère à soupe de maïzena

10 g de stévia

1 gousse de vanille

Préparation de la Crème brûlée :

Faites couper la gousse dans la longueur, grattez les graines puis mettez-les avec le lait dans une casserole, ensuite chauffez à feu doux.

Mettre les jaunes d'œuf et le stévia, puis délayez avec une cuillère en bois et laissez bouillir.

Faites sortir la préparation du feu, ajoutez la maïzena, ensuite mélangez bien et laissez épaissir.

Versez la crème, laissez-la refroidir complètement puis placez au réfrigérateur.

Retirez la crème brûlée ww du réfrigérateur, puis saupoudrez d'un peu de sucre et faites caraméliser au four sous la grille ou avec un chalumeau.

Gâteau de pain perdu

Temps de Préparation : 10 Minutes

Temps de Cuisson : 30 Minutes

Niveau de difficulté : Facile

Nombre de couverts 4/5

Prêt en : 65 Minutes

Type de Recette : Desserts

Ingrédients :

1/2 litre de lait à température ambiante,

2 œufs et

150 g de sucre, et 400 g de reste de pain ou brioche ou croissant ou ce qu'on veut

Instructions :

1. Mettre 1/2 litre de lait à température ambiante dans un moule, 2 œufs et 150 g de sucre, et 400 g de reste de pain ou brioche ou croissant ou ce qu'on veut ...

2.Il faut laisser imbiber 15 mn pour que ça absorbe bien et ensuite mettre 500 ml d'eau dans la cuve, le panier vapeur et le moule dedans ....

3.Filmer le moule

4.30 mn cuisson rapide et on laisse refroidir.

Flan pâtissier léger

Ingrédients pour 8 parts :

750 ml de lait écrémé

4 œufs

20 g de stévia

90 g de maïzena

2 cuillères à soupe d'extrait de vanille

Préparation du flan pâtissier :

Utilisez le lait dans une casserole avec l'extrait de vanille puis portez à ébullition.

Faites battre les œufs avec le stévia dans un saladier ensuite ajoutez-y la maïzena.

Mettez le lait bouillant dans le saladier puis mélangez au fouet électrique quelques minutes.

Remettre le tout dans la casserole puis chauffez à feu doux en remuant, jusqu'à ce que cet épaississement de la préparation.

Mettez enfin la préparation dans un moule recouvert de papier sulfurisé puis enfournez 35 à 40 minutes à 180°C. Laissez refroidir avant de déguster.

Fondant mi-cuit au chocolat au Cookeo

Ingrédients pour 8 parts :

2 œufs

70 g chocolat noir pâtissier (52 %)

100 gr de compote de pommes sans sucres

1 sachet de levure chimique

60 g sucre

90 g farine

Préparation :

Mélangez les jaunes d'œufs, le sucre, la farine, la levure et la compote dans un saladier. Mettre le chocolat préalablement fondu. Bien mélanger le tout.

Faites Battre les blancs en neige et les incorporer délicatement dans le mélange au chocolat.

Mettez cette garniture dans un moule à gâteau aux bords hauts. Faites attention et vérifiez au préalable que votre moule tient bien dans le Cookeo. J'ai utilisé un moule à gâteau rond. Vous pouvez disposer une feuille de papier sulfurisé dans votre moule. Vous risquez d'obtenir des traces de papier. Elles sont visibles sur mon gâteau mais l'avantage est un démoulage sans aucune difficulté.

Utilisez 150 ml d'eau dans la cuve du Cookeo mettre le panier vapeur et disposer dedans le moule à gâteau. Etablir 14 min en cuisson rapide / cuisson sous pression.

Bon appétit !

Crème aux Spéculos

Temps de Préparation : 5 Minutes

Temps de Cuisson : 10 Minutes

Niveau de difficulté : Facile

Nombre de couverts 4/5 coupes

Prêt en : 15 Minutes

Type de Recette : Desserts

Ingrédients :

750 ml de Lait

2 œufs battus

100 g de sucre

30 g de Maïzena

100 + 50 g de Spéculos réduit en poudre

Préparation :

1.Dans la cuve mélanger le sucre avec la Maïzena, puis 100 g de poudre de spéculos

2.Ajouter le lait et les œufs bien battus, mélanger

3.Lancer en mode "dorer", remuer sans cesse jusqu'à épaississement souhaité

4.Mettre rapidement la crème en coupe (le mélange refroidit et s'épaissit vite)

5.Ajouter, au-dessus de la préparation, une couche de la poudre de spéculos étalée à la petite cuillère

6.(Si on n'ajoute pas de poudre de spéculos au-dessus, alors en rajouter dans la préparation, ainsi qu'un peu de sucre. Lorsque des petits morceaux blancs se forment, retirer la cuve et battre vivement puis mettre en coupe)

7.Bon appétit

Recette Gâteau Mousse au chocolat

Ingrédients (5 personnes) :

Gâteau :

3 œufs

200 gr de farine

200 gr de sucre

5 cuillères de chocolat en poudre

1 petit verre de crème liquide

1 sachet de levure

Mousse au chocolat :

6 œufs

1 tablette de chocolat

Nappage chocolat :

4 carrés de chocolat noir pâtissier

1 cas de sucre

2 cas de lait

Préparation :

Gâteau :

Faites mélanger les jaunes d'œufs, le sucre, puis la crème.

Mettre la farine et la levure.

Mettre les blancs d'œufs et joindre à la pâte ainsi que le chocolat en poudre Van houten.

Utilisez en cuisson rapide pendant 45 minutes dans le panier vapeur mettre 400 ml d'eau dans la cuve.

Mousse au chocolat :

Fondre dans une casserole le chocolat pâtissier avec un peu d'huile.

Séparer les jaunes des blancs.

Mélanger le chocolat avec les jaunes d'œufs.

Monter les blancs en neige.

Incorporer les blancs dans la préparation.

Mettre au frais minimum 1h.

Nappage chocolat :

Fondre dans une casserole le chocolat, le sucre et le lait.

Montage du gâteau

Montez le gâteau lorsqu'il devient froid avec la mousse

Coupez-le en trois, et y mettre la mousse sur les deux étages.

Mettre le nappage chocolat sur le dessus.

Remettre au frais.

Invisible aux pommes au cookéo

Ingrédients :

400 g de pommes épluchées et coupez en lamelles

70 g de farine

5 ml d édulcorant liquide

100 g d'œufs (2)

1 sachet de levure chimique

100 ml de lait écrémé

Préparation :

Dans un plat allant au cookéo ici moule à charlotte.

Il existe maintenant une moule spéciale

Mettre au fond du plat une feuille de papier sulfurisé.

Ajoutez vos pommes

Dans un saladier mélanger tout le reste des ingrédients.

Versez le liquide sur les pommes

Ajoutez 200 ml d'eau au fond de la cuve

Mettre le panier vapeur, puis le plat dedans

Lancez cuisson rapide 30 min.

Retirer le plat et laissez refroidir

Mettre au réfrigérateur pendant 1 h

Démoulez et retirer la feuille de papier sulfurisé.

Partagez et servir frais ....

Bon appétit !

Moelleux aux poires

Temps de Préparation : 5 Minutes

Temps de Cuisson : 40 Minutes

Niveau de difficulté : Facile

Prêt en : 45 Minutes

Type de Recette : Desserts

Ingrédients :

75 g de sucre

75g de farine

75g de beurre

2 œufs

1 sachet de levure

1 sachet de sucre vanillé

2 poires

Rhum (facultatif)

Préparation :

1.Mélanger dans un saladier la farine le sucre et la levure, y ajouter les œuf le beurre fondu et le sucre vanillé les poires couper en dés ! Beurrer le moule de 18 cm et y verser la préparation ! Mettre 200ml d'eau dans la cuve et le moule dans le panier vapeur ! Lancer la cuisson rapide 40 min ! Attendre 10 min avant le démoulage.

Muffins Chocolat Blanc Framboise

Durée : 1 heure
Portions : 12
Ingrédients:
2 oeufs
½ tasse de sucre blanc
1 cuillère à café d'extrait de vanille
½ tasse de crème sure
1 ½ tasse de farine tout usage
½ cuillère à café de sel
1 cuillère à café de levure chimique
1 tasse de framboises fraîches
½ tasse de pépites de chocolat blanc
Instructions:
1. Mélanger les œufs, le sucre et la vanille dans un bol jusqu'à consistance mousseuse et crémeuse.
2. Ajouter la crème sure et bien mélanger puis incorporer les ingrédients secs.
3. Incorporer à l'aide d'une spatule les framboises et le chocolat blanc. 4. Versez la pâte dans un moule à muffins tapissé de papiers à muffins et enfournez le four préchauffé à 350F pendant 20 minutes ou jusqu'à ce qu'il soit doré et
Bien ressuscité. 5. Laissez refroidir les muffins avant de servir.

Information nutritionnelle par portion
Calories : 164
Matières grasses : 5,2 g
Protéines : 3,4 g
Glucides : 26,4 g

Muffins au son et aux mûres

Durée : 1 heure

Portions : 12

Ingrédients:

1 tasse de farine tout usage

½ tasse de son de blé

1 cuillère à café de bicarbonate de soude

½ cuillère à café de sel

2 oeufs

¾ tasse de lait

¼ tasse de miel

¼ tasse de sucre brun clair

¼ tasse d'huile de son de riz

1 tasse de mûres fraîches

Instructions:

1. Mélanger la farine, le son de blé, le bicarbonate de soude et le sel dans un bol.

2. Incorporer les œufs, le lait, le miel, le sucre et l'huile et mélanger rapidement.

3. Incorporez les mûres puis versez la pâte dans un moule à muffins chemisé avec des papiers muffins.

4. Cuire au four préchauffé à 350F pendant 20 minutes ou jusqu'à ce qu'il soit bien levé et doré. 5. Servir les muffins frais.

Information nutritionnelle par portion

Calories : 140

Matières grasses : 5,8 g

Protéines : 3.1g

Glucides : 20,2g

Gâteau chocolat amande au Cookéo

Temps de préparation : <15 minutes
Temps de cuisson : 15 minutes
Difficulté : Facile

Ingrédients (4 personnes) :
Ingrédients pour 4 :
4 œufs
125 g de beurre (je n'ai utilisé que 80 g)
180g de chocolat noir
1 cuillère à soupe de poudre d'amande
100 g de sucre (je n'ai utilisé que 30 g)
100g de farine

Préparation :

Préparation :
Casser le chocolat en morceaux.
Faire fondre le chocolat et le beurre au micro-ondes.
Dans un bol, mettre le sucre et les œufs.
Fouet.
Ajouter la farine.
Mélanger.
Incorporer le chocolat fondu.
Mélanger.
Ajouter la poudre d'amandes.
Mélanger.
Beurrer légèrement un moule qui va dans la cuve Cookéo.
Verser la pâte dans le moule.
Couvrir d'un film étirable.
Mettre 150 ml d'eau dans le réservoir.
Placer le moule dans le panier vapeur.
Cuire 12 minutes en cuisson rapide ou sous pression.

Une recette de gâteau rapide et facile réalisée au Cookéo.
J'ai suivi la recette de base et ajouté des amandes.
Ce gâteau au chocolat cuit à la vapeur est très léger.

Possibilité de faire ce gâteau dans un appareil à pression comme les
autocuiseurs.
Préparation : 5 minutes - Cuisson : 12 minutes

Flan au caramel

Temps de préparation : <15 minutes
Temps de cuisson : 15 minutes
Difficulté : Facile

Ingrédients (4 personnes) :
600gr de lait
6 œufs
200gr de sucre en poudre
2 S de sucre vanillé
Caramel liquide
6 ramequins en aluminium
1 Vapeur.

Préparation :
Dans une casserole mettre le lait à chauffer, dès qu'il bout, ajouter le sucre
en poudre, le sucre vanillé.

Et les œufs entiers, bien mélanger au fouet.

Dans 6 ramequins en aluminium verser le caramel liquide.

Verser le mélange et recouvrir chaque ramequin de film alimentaire.

Mettez-les dans le cuit-vapeur et faites cuire 15 minutes.

A la sortie, retirer le film alimentaire et laisser refroidir.

Essayez-les, ils sont délicieux.

Petits flans

Temps de préparation : <15 minutes
Temps de cuisson : 5 minutes
Difficulté : Facile

Ingrédients (6 personnes) :
3 Œufs, 400Gr de lait 1/2 écrémé, 50Gr de sucre semoule, 20Gr de caramel, Caramel pour napper les pots : un cuit vapeur.

Préparation :
Fouetter les œufs avec le sucre quelques secondes, ajouter le lait et les 20 g de caramel. Verser dans une casserole et cuire à feu doux sans bouillir pendant 5 minutes en remuant constamment. Verser dans des pots caramélisés fermer avec du film alimentaire. Placer dans le cuit-vapeur et cuire 20 minutes. Une fois refroidis, mettez-les au réfrigérateur pendant quelques heures.

Cheesecake à la rhubarbe et aux framboises

Temps de préparation : 30 minutes
Difficulté : Facile

Ingrédients (6 personnes) :
Un paquet de palets bretons
65g de beurre
1 kg de rhubarbe
500 g de fromage frais
180g de sucre vanillé
6 feuilles de gélatine
250 g de coulis de framboise
Une petite barquette de myrtilles

Préparation :

Faire ramollir 5 feuilles de gélatine dans de l'eau froide. Vous utiliserez le dernier plus tard.

Mélangez le paquet de palets bretons avec les 65 g de beurre et chemisez le fond du moule bien beurré (si vous optez pour un cercle, votre cheesecake se démoulera mieux).

Mettre au réfrigérateur le temps de préparer l'appareil.

2 Lavez la rhubarbe, coupez-la en morceaux.

Faites-le cuire au four vapeur pendant 10 minutes. Récupérer le jus de la rhubarbe pour faire fondre les feuilles de gélatine.

(Si vous n'avez pas de four vapeur ou de cuiseur vapeur, la cuisson à la poêle va acidifier la rhubarbe. Ajoutez donc le sucre directement dans la poêle (100 ou 150 g), je vous laisse goûter pour voir ce qu'il faut ajouter).

3 Battez le fromage à la crème avec le sucre.

Ajouter la rhubarbe et le jus dans lequel vous avez mélangé la gélatine (ne pas traîner pour l'intégrer).

Si vous avez opté comme moi pour un cercle pâtissier, attendez une bonne heure pour verser cette préparation sur les biscuits. Sinon, il fuira.

Si vous optez pour un plat fermé, vous pouvez verser la préparation immédiatement.

Laissez prendre quelques heures.

4 Faire ramollir la dernière feuille de gélatine dans un bol d'eau.

Faire chauffer le coulis de framboise pour faire fondre la feuille de gélatine.

Versez-le sur le cheesecake.

Laisser au réfrigérateur encore plusieurs heures.

Décorer de baies avant de servir. J'ai mis des myrtilles mais vous pouvez mettre des framboises, des fraises...

Pudding cuit à la vapeur

Temps de préparation : 2h
Temps de cuisson : >3h
Difficulté : moyenne
Ingrédients (6 personnes) :
Pour le boudin :
300g de farine
1 sachet de levure chimique

4 œufs
Le zeste râpé de 1 citron
4 cuillères à soupe de lait
200 g de beurre mou + un peu pour le moule
20 cl d'agave, d'érable, de sirop de maïs ou de miel liquide
200 g de sucre semoule

Crème pâtissière (crème):
3 œufs
1 gousse de vanille
45 cl de lait entier
25 g de sucre semoule

Préparation :
Ici, je donne à nouveau signe de vie à l'Angleterre et à ses délices
culinaires (sachant que ce n'est pas là que vous allez commencer un régime
!).

Voici une recette pour craquer pour un classique d'outre-Manche : un
gâteau qui ne ressemble à rien et qui se déguste avec délice ! Il est encore
meilleur recouvert de Custard (crème anglaise...).

Facile à trouver en "prêt à emporter", car il existe en boîte. Incroyable, non
? Mais cette recette maison vaut vraiment la peine de passer du temps dans
la cuisine.

Merci également pour vos gentils commentaires qui m'ont fait très plaisir
dans ma petite traversée en Cornouailles !

Allez, passons aux choses sérieuses :

Cupcakes Framboise Vanille

Durée : 1h30
Portions : 12
Ingrédients:
Petits gâteaux :
½ tasse de beurre, ramolli
2/3 tasse de sucre blanc
2 oeufs
1 cuillère à soupe d'extrait de vanille
2/3 tasse de babeurre
1 ½ tasse de farine tout usage
¼ cuillère à café de sel
1 ½ cuillères à café de levure chimique
Glaçage:
2 tasses de crème épaisse
2 cuillères à soupe de sucre en poudre
1 cuillère à café d'extrait de vanille
1 tasse de framboises fraîches
Instructions:
1. Pour les cupcakes, mélanger le beurre et le sucre jusqu'à ce qu'ils soient pâles et légers. 2. Ajouter les œufs, un par un, puis incorporer la vanille et le babeurre.
3. Incorporer la farine, le sel et la levure puis verser la pâte dans un moule à muffins tapissé de papiers à muffins.
4. Cuire les cupcakes dans le four préchauffé à 350F pendant 20-25 minutes Jusqu'à ce qu'ils réussissent le test du cure-dent, puis laissez-les refroidir.
5. Pour le glaçage, fouettez la crème dans un bol jusqu'à ce qu'elle soit aérée et gonflée. Ajouter le sucre et la vanille et bien mélanger.
6. Déposez une cuillerée de crème sur chaque cupcake et décorez avec quelques framboises.

Cupcakes glacés à l'orange

Temps : 1 ¼ heures
Portions : 12
Ingrédients:
½ tasse de beurre, ramolli
¾ tasse de sucre blanc
3 oeufs
1 cuillère à café d'extrait de vanille
½ tasse de babeurre
1 ¾ tasse de farine tout usage
1 ½ cuillères à café de levure chimique
½ cuillère à café de sel
¼ tasse d'écorces d'orange confites, coupées en dés
Glaçage:
1 cuillère à soupe de beurre fondu
1 cuillère à soupe de jus d'orange
1 cuillère à café de zeste d'orange
1 ½ tasse de sucre en poudre
Instructions:
1. Pour les cupcakes, mélanger le beurre et le sucre dans un bol
jusqu'à consistance mousseuse et pâle.

2. Ajouter les œufs et bien mélanger puis incorporer la vanille et le babeurre.

3. Incorporer la farine, la levure chimique, le sel et le zeste d'orange puis verser la pâte dans un moule à muffins tapissé de papiers à muffins.

4. Cuire au four préchauffé à 350F pendant 20 minutes ou jusqu'à ce qu'ils passent le test du cure-dent. Laissez-les refroidir dans la poêle.

5. Pour le glaçage, mélanger tous les ingrédients dans un bol et bien mélanger. 6. Arroser chaque cupcake de glaçage.

Information nutritionnelle par portion
Calories : 272
Matières grasses : 10,0 g
Protéines : 3,7 g
Glucides : 42,9 g

Cupcakes glacés aux agrumes et à la noix de coco

Temps : 1 ¼ heures
Portions : 12
Ingrédients:
Petits gâteaux :
½ tasse de beurre de noix de coco
½ tasse de sucre blanc
2 oeufs
½ tasse de lait de coco
1 ½ tasse de farine tout usage
½ tasse de flocons de noix de coco
¼ cuillère à café de sel

1 ½ cuillères à café de levure chimique
Glaçage:
1 cuillère à café de zeste de citron vert
1 cuillère à café de zeste de citron
1 cuillère à soupe de jus de citron vert
1 ½ tasse de sucre en poudre

Instructions:
1. Pour les cupcakes, mélanger le beurre de noix de coco et le sucre jusqu'à consistance crémeuse. 2. Ajouter les œufs, un par un, puis incorporer le lait de coco.
3. Incorporer la farine, les flocons de noix de coco, le sel et la levure puis cuillère
La pâte dans un moule à muffins tapissé de papiers à muffins.
4. Cuire les muffins au four préchauffé à 350F pendant 20 minutes ou jusqu'à ce qu'ils soient dorés et bien levés. Laissez-les refroidir dans la poêle.
5. Pour le glaçage, mélanger tous les ingrédients dans un bol.
6. Versez le glaçage sur chaque cupcake et servez-les frais.

Information nutritionnelle par portion
Calories : 212
Matières grasses : 6,2 g
Protéines : 3.1g
Glucides : 37,7 g

Muffins de blé entier aux prunes

Durée : 1 heure
Portions : 12
Ingrédients:

1 ½ tasse de farine de blé entier
¼ tasse de farine tout usage
2 cuillères à café de levure
½ cuillère à café de sel
1 cuillère à soupe de graines de chia
2 oeufs
½ tasse de babeurre
¼ tasse d'huile de canola
1 cuillère à café d'extrait de vanille
4 prunes, dénoyautées et coupées en dés

Instructions:

1. Mélangez les farines, la levure chimique, le sel et les graines de chia dans un bol.

2. Ajoutez le reste des ingrédients et mélangez rapidement avec une spatule.

3. Verser la pâte dans un moule à muffins tapissé de papiers à muffins.

4. Cuire les muffins au four préchauffé à 350F pendant 20 minutes ou jusqu'à ce qu'il soit bien levé et doré.

5. Servir les muffins frais.

Information nutritionnelle par portion

Calories : 142
Matières grasses : 6,4 g
Protéines : 3,8 g
Glucides : 17,4 g

Cupcakes au chocolat blanc et au citron vert

Durée : 1h30

Portions : 12
Ingrédients:
Petits gâteaux :
2/3 tasse de beurre ramolli
2/3 tasse de sucre brun clair
3 oeufs
1 cuillère à café d'extrait de vanille
1 cuillère à soupe de zeste de citron vert
1 cuillère à soupe de jus de citron vert
½ tasse de babeurre
1 ½ tasse de farine tout usage
¼ tasse de fécule de maïs
½ cuillère à café de sel
1 cuillère à café de bicarbonate de soude
½ tasse de pépites de chocolat blanc
Glaçage:
1 tasse de fromage à la crème, ramolli
½ tasse de beurre, ramolli
2 tasses de sucre en poudre
1 cuillère à soupe de zeste de citron vert
Instructions:
1. Pour les cupcakes, mélanger le beurre et le sucre dans un bol jusqu'à ce qu'ils soient pâles et duveteux.
2. Ajouter les œufs, un par un, puis incorporer la vanille, le zeste et le jus de citron vert et le babeurre.
3. Incorporer la farine, la fécule de maïs, le sel et le bicarbonate de soude puis ajouter les pépites de chocolat.
4. Versez la pâte dans un moule à muffins tapissé de papiers à muffins et enfournez le four préchauffé à 350F pendant 20 minutes jusqu'à ce qu'il soit bien levé et doré Brun. 5. Laissez-les refroidir dans la poêle.
6. Pour le glaçage, mélanger le fromage à la crème et le beurre dans un bol jusqu'à pâleur. 7. Ajouter le sucre et bien mélanger jusqu'à ce qu'il soit aéré et léger.

8. Incorporer le zeste de lime puis verser le glaçage sur chaque cupcake. 9. Servez les cupcakes frais.

Information nutritionnelle par portion
Calories : 462
Matières grasses : 28,3 g
Protéines : 5.5g
Glucides : 48,0 g

Cupcakes au chocolat blanc aux amandes

Durée : 1h30
Portions : 12
Ingrédients:
Petits gâteaux :
1 tasse de farine d'amande
½ tasse de farine tout usage
½ cuillère à café de sel
1 ½ cuillères à café de levure chimique
½ tasse de beurre, ramolli
¾ tasse de sucre blanc
1 cuillère à café d'extrait de vanille
½ cuillère à café d'extrait d'amande
3 oeufs
½ tasse de yaourt nature
Glaçage:
1 tasse de crème épaisse
2 tasses de pépites de chocolat blanc
Instructions:

1. Pour les cupcakes, mélanger le beurre et le sucre dans un bol jusqu'à consistance mousseuse et pâle.
2. Ajouter la vanille, l'extrait d'amande et les œufs et bien mélanger.
3. Incorporer le yaourt et lui donner un bon mélange.
4. Incorporer les farines, le sel, la levure chimique et mélanger à la spatule.
5. Versez la pâte dans un moule à muffins tapissé de papiers à muffins et enfournez le four préchauffé à 350F pendant 20 minutes ou jusqu'à ce qu'il soit bien levé et
Doré. 6. Laissez-les refroidir dans la poêle.
7. Pour le glaçage, porter la crème à ébullition puis retirer du feu et ajouter le chocolat. Mélanger jusqu'à ce qu'il soit fondu et lisse puis laisser refroidir au réfrigérateur pendant quelques heures.
8. Une fois refroidi, fouetter le glaçage jusqu'à ce qu'il soit aéré et mousseux. Cuillère le glaçage dans une poche à douille et le dresser sur chaque cupcake. Servez-les tout de suite.

Information nutritionnelle par portion
Calories : 359
Matières grasses : 22,9 g
Protéines : 5,0 g
Glucides : 35,2 g

Muffins poires et gingembre

Durée : 1 heure
Portions : 12
Ingrédients:

2 oeufs
½ tasse de sucre brun clair
½ tasse d'huile de canola
½ tasse de babeurre
1 cuillère à café d'extrait de vanille
1 cuillère à café de gingembre râpé
1 ½ tasse de farine tout usage
¼ cuillère à café de sel
1 cuillère à café de bicarbonate de soude
2 poires, épépinées et coupées en dés
½ tasse de pépites de chocolat noir

Instructions:

1. Mélangez les œufs et le sucre dans un bol jusqu'à consistance mousseuse et pâle. Incorporer l'huile et bien mélanger puis ajouter le babeurre et bien mélanger.
2. Incorporer la vanille et le gingembre puis incorporer la farine, le sel et la poudre
3. Ajouter les poires et le chocolat noir et mélanger délicatement avec une spatule.
4. Versez la pâte dans un moule à muffins tapissé de papiers à muffins et enfournez le four préchauffé à 350F pendant 20 minutes ou jusqu'à ce qu'il soit bien levé et Brun doré.
5. Servir les muffins frais.

Information nutritionnelle par portion
Calories : 220
Matières grasses : 11,4 g
Protéines : 3,4 g
Glucides : 27,2g

Cupcakes aux pommes et à la cannelle

Durée : 1h30
Portions : 12
Ingrédients:
Petits gâteaux :
½ tasse de beurre, ramolli
½ tasse de sucre brun clair
3 oeufs
1 cuillère à café d'extrait de vanille
1 cuillère à café de gingembre râpé
1 ½ tasse de farine tout usage
½ cuillère à café de sel
1 cuillère à café de levure chimique
¼ tasse de lait
2 pommes rouges, épépinées et coupées en dés
Glaçage:
1 tasse de beurre, ramolli
2 tasses de sucre en poudre
1 cuillère à café de cannelle en poudre
1 cuillère à café d'extrait de vanille
Instructions:
1. Pour les cupcakes, mélanger le beurre et le sucre dans un bol jusqu'à consistance mousseuse et crémeux.
2. Ajouter les œufs, un par un, et bien mélanger puis incorporer la vanille et le gingembre. 3. Incorporer la farine, le sel et la levure en alternant avec le lait. Incorporer les pommes.
4. Verser la pâte dans un moule à muffins tapissé de papiers à muffins.
5. Cuire les cupcakes dans le four préchauffé à 350F pendant 20 minutes. Laisser refroidir les cupcakes dans le moule.
6. Pour le glaçage, mélanger le beurre dans un bol jusqu'à consistance mousseuse. Ajouter le sucre et bien mélanger puis incorporer la cannelle et la vanille. Fouet haut vitesse pendant 5 minutes.

7. Versez le glaçage sur chaque cupcake et servez-les frais.

Information nutritionnelle par portion
Calories : 398
Matières grasses : 24,4 g
Protéines : 3,5 g
Glucides : 42,7 g

Muffins Abricot Orange

Durée : 1 heure
Portions : 12
Ingrédients:
1 ½ tasse de farine tout usage
¼ tasse de son de blé
½ cuillère à café de sel
1 ½ cuillères à café de levure chimique
2 oeufs
½ tasse de sucre brun clair
½ tasse d'huile de canola
½ tasse de babeurre
1 cuillère à soupe de zeste d'orange
¼ cuillère à café de jus d'orange
6 abricots, coupés en deux
Instructions:
1. Mélanger la farine, le son de blé, le sel et la levure chimique dans un bol.
2. Ajouter les œufs, le sucre, le babeurre, le zeste d'orange et le jus d'orange et donnez-lui un mélange rapide.

3. Verser la pâte dans un moule à muffins tapissé de papiers à muffins.
4. Garnir chaque muffin d'une moitié d'abricot et cuire au four préchauffé
à 350F pendant 20-25 minutes ou jusqu'à ce qu'il soit doré et bien levé. 5. Servir les muffins frais.

Information nutritionnelle par portion
Calories : 187
Matières grasses : 10,2g
Protéines : 3,3 g
Glucides : 21,5 g

Muffins à la banane et à l'huile d'olive

Durée : 1 heure
Portions : 12
Ingrédients:
2 oeufs
½ tasse de sucre brun clair
¼ tasse d'huile d'olive extra vierge
1 cuillère à café de zeste de citron
1 cuillère à soupe de jus de citron
2 bananes, en purée
½ tasse de babeurre
1 ½ tasse de farine tout usage
½ cuillère à café de sel
1 ½ cuillères à café de levure chimique
Instructions:

1. Mélanger les œufs et le sucre dans un bol jusqu'à consistance crémeuse. Ajouter l'huile d'olive et le zeste de citron et bien mélanger. Incorporer également le jus de citron et les bananes comme le babeurre.
2. Incorporer la farine, le sel et la levure puis verser la pâte dans un moule à muffins tapissé de papiers à muffins.
3. Cuire au four préchauffé à 350F pendant 20-25 minutes ou jusqu'à ce que bien levé et doré. 4. Servir les muffins frais.

Information nutritionnelle par portion
Calories : 149
Matières grasses : 5,2 g
Protéines : 3.1g
Glucides : 23,3 g

Conclusion

La pâtisserie nouvelle génération s'ouvre aux ingrédients naturels et bienfaisants. Elles apportent une touche inédite aux desserts. La pâtisserie est la joie de la vie de beaucoup de gens, qu'ils soient boulangers ou pâtissiers à domicile ou professionnels. C'est la seule activité qui prend des choses simples, comme la farine, le sucre et des œufs, et les transforme en gâteaux spectaculaires, muffins moelleux, exceptionnels cupcakes, pains rapides riches, gâteaux au fromage soyeux, délicieuses tartes ou tartes ou juteux puddings.

La pâtisserie est en partie une science, une partie de motivation, de dévouement, de passion et peut-être juste une touche de talent. Je vous remercie d'avoir découvert ainsi des recettes gourmandes et innovantes : sablés, chocolat, seigle, pistache, tourte épicée, et noisette etc...

Mais au-delà de ces grands mots, la vérité est que tout le monde peut préparer quelque chose avec la bonne recette. Et de ces merveilleuses recettes trouvées dans ce livre, vous trouverez sûrement quelque chose à votre goût et impressionner votre famille ou vos amis. Gardez juste à l'esprit que ce n'est pas aussi difficile que ça peut sonner et se concentrer sur le résultat final. Vous êtes pâtissier de très haut niveau ! Tu es un incroyable Pâtissier ! Ne laissez jamais personne vous dire le contraire.

Merci d'avoir acheté mon livre « LES MUFFINS SAINS & FACILES DE TOUS LES TEMPS » de 200 Recettes inratables, rapides et gourmandes et merci pour la confiance que vous m'accorder.